올림픽 웨이트리프팅과 스포츠 퍼포먼스

Olympic Weightlifting & Sports performance

댄 밀러 지음
최민석 옮김

대성의학사

Olympic Weightlifting & Sports Performance
by Dane Miller

Contents

역자 서문

최근에 엘리트 선수들이 역도를 배우러 탈로스 역도 전문 체육관을 찾는 일들이 많아지고 있다. 역도라는 운동 자체도 매력이 있지만, 사실 타 종목의 선수들이 자신의 퍼포먼스를 향상시키기 위해서 많이 도전하는 운동 종목이기도 하다. 실제로 몇몇 올림픽 메달리스트 선수들의 역도 훈련 모습이 공개되면서 선수들 역시 많이 관심을 가지고 있다는 것을 확인했다. 그러면서 종목을 불문하고 축구, 배구, 야구, 미식축구 등 다양한 사람들이 상담을 요청하기도 한다.

역도라는 운동은 다양한 운동 능력을 향상시키기에 아주 좋다. 하지만 모든 훈련에서 그렇듯이 무작정 몸으로 경험하기 전에 반드시 목표Goal를 구체적으로 설정해야 한다. 아무리 역도라는 운동이 여러 가지로 신체 능력 향상에 좋다고 하지만 방향 설정을 제대로 하지 못한다면, 자신에게 득을 주는 운동이라기보다는 부상만을 안겨주는 무식한 운동이 될 가능성이 높다. 실제로 혼자서 훈련하다가 이렇게 되는 경우도 많이 봤다.

단지 역도를 가르치는 것과 역도를 또 다른 목적을 위해서 활용하는 것은 완전 다른 문제이다. 역도 자체가 목적인 사람과 역도 동작을 활용해서 다른 목표를 달성하려는 사람은 훈련의 내용 자체가 달라질 수밖에 없다.

특정 종목의 스포츠 선수가 자신의 실제 경기에서의 퍼포먼스 향상을 위해서 역도를 활용하는 것이라면, 이것은 단순 역도 코칭이 아니라 선수 트레이닝(선수 트레이닝에도 여러 영역이 나눠질 수 있지만 그냥 여기서는 편의상 선수 트레이닝으로 말하겠다)의 영역으로 넘어가는 것이다. 그렇다면 이 경우에는 역도를 단순히 잘하는 사람이 선수를 코칭하기보다는 자신의 선수가 목표를 달성할 수 있도록 해주는 프로그램을 먼저 설계하고 그 프로그램 안에서 어떤 역도 동작을 어떻게 활용할지를 정확하고 자세히 알려줄 수 있는 사람이 코칭을 해야 한다. 그렇기 때문에 스포츠 선수가 역도 훈련을 하게 된다면 일반적인 역도 코칭과는 다른 방식을 택해야 하는 것이다. 이 경우에는 선수를 코칭하는 코치에게 두 가지가 반드시 요구되는데 첫 번째가 퍼포먼스를 향상시키고 싶어 하는 특정 스포츠 자체에 대한 이해 정도이다. 더 깊이 들어가자면 스포츠 안에서도 포지션별 특성을 잘 이해해야 한다. 동일한 스포츠에서도 포지션별로 요구되는 운동 능력치가 다를 수 있기 때문이다. 다른 한 가지는 바로 역도를 잘하는 것뿐만 아니라 역도 동작에 대한 이해력이 상당히 깊어야 한다는 것이다. 단지 스내치와 클린앤저크를 얼마나 무겁게 들 수 있지가 좋은 코치의 척도가 될 수 없다. 역도를 통해서 얻고자 하는 능력이 절대 스트렝스만은 아니다. 역도 운동에서 요구되는 다양한 운동 능력에 대한 이해와 어떤 구간에서 그 능력이 적극적으로 활용되는지 알아야 한다. 그래야 특정 종목의 선수가 원하는 부분에 맞게 역도 동작을 좀 더 구체화해서 프로그램에 포함시킬 수 있는 것이다.

이 책의 저자인 댄 밀러Dane Miller는 역도뿐만 아니라 다양한 스포츠 선수들을 역도를 통해서 코칭하면서 얻은 경험치를 바탕으로 스포츠 선수들의 퍼포먼스 향상을 위한 방법을 책에서 다루고 있다. 전통적인 역도 동작이 아니라 어떤 역도 동작을 하면 되는지 그리고 어떤 식으로 변형을 주면 되는지 종목별(이 책에서는 총 6개의 스포츠를 다루고 있다)로 정리해뒀다. 뿐만 아니라 해당 역도 동작이 실제 경기에서 일어나는 어떤 움직임과 서로 관련 있고 도움이 될 수 있는지를 설명해두고 있다. 막연하게 역도가 다른 스포츠 퍼포먼스에 도움이 될 것이라고 생각하는 사람들에게 좋은 지침서가 될 것이다.

하지만 마치 정답을 알려주는 것 같은 착각을 주는 이 책을 조심해서 읽을 필요가 있다. 역도를 하는 것 자체가 스포츠 퍼포먼스에 도움이 되는 것이 아니라, 그 동작을 정말 목적에 맞게 활용할 정도로 역도 움직임을 이해하고 훈련해봤는지, 그리고 특정 스포츠에 대한 이해력의 깊이 정도가 훈련 성과에 밀접한 관련이 있다고 본다. 결국 우선은 어떤 동작이 도움이 된다고 알게 된 것에 그칠 것이 아니라, 정말 선수 트레이닝에 활용하고 싶다면, 우선은 역도를 전문가의 도움을 받아서 일정 기간 동안 집중해서 훈련해볼 것을 추천한다. 역도는 특히 그냥 단순히 아는 것과 정말 잘 아는 것과는 너무나 큰 차이가 있다.

역도가 이로운 동작이 되는 것은(특정 스포츠 종목 선수 혹은 취미로 역도를 하는 사람 모두에게 적용) 그 운동이 역도이기 때문이 아니라, 코칭하는 사람이 목적에 맞게 제대로 잘, 그리고 적절히 코칭을 했기 때문이다.

역도는 실전 훈련 경험이 너무나 중요하다. 어설프게 역도 동작이 여러 측면에서 좋다고 무작정 가르치고 지도하기보다는 우선은 공부하고 직접 몸으로 경험하자. 그러면 이 책의 내용도 너무나 달라보이게 될 것이다. 겉으로 봤을 때 얇아서 만만해보이는 이 책이 심플하지만 얼마나 중요한 내용을 담고 있는지 깨닫게 될 것이다.

이 책의 가치가 상당하다고 깨닫게 되는 순간 당신의 역도 수준도 함께 올라가고 있는 것이다.

이 책의 내용을 활용할 때 주의할 점

이 책에는 총 6개 스포츠 선수의 퍼포먼스에 도움될 수 있는 역도 (변형)동작과 훈련법을 다루고 있다. 그렇기 때문에 현재 각 종목에서 열심히 활동하고 있는 선수들에게 아주 유익할 것이다. 그런데 이 책의 내용을 참고해서 트레이닝에 적용할 때 반드시 명심해야 할 내용이 두 가지가 있다.

1. 각 챕터 마지막 부분에 종목별 선수들의 특징에 대해서 인터뷰식으로 작성한 내용이 있다. 그런데 이 부분은 본인 경험치에 기반한 내용이니 참고할 때 반드시 고려해야 할 것이다. 분명 수많은 선수들을 양성하면서 결과를 직접 확인했으니, 꽤나 신뢰할만 하다고 볼 수 있다. 그럼에도 불구하고, 한국과 미국의 스포츠 환경은 많이 다른 것도 있으니 이 부분을 고려해서 저자의 방식에 100% 맞추기보다는 어느 정도 선별해서 사용할 것을 추천한다.

2. 각 스포츠 퍼포먼스에 도움이 되는 역도 동작 여러 가지를 소개하고 있다. 번역을 하면서도 모든 동작을 직접 몸으로 경험하면서 실제로 책에 언급한 효과나 자극이 있는지를 확인했다. 확실하게 효과가 있고, 나 역시도 현재 트레이닝하고 있는 선수들에게 적용하고 있다. 그런데 여기에서는 한 가지 전제조건이 필요하다. 바로 역도 동작에 대한 꽤나 깊은 이해가 필요하다는 것이다. 앞에서도 언급했지만, 여기서 나오는 역도 동작을 하기 때문에 무조건 성과를 얻을 수 있는 것이 아니라, 그 동작을 제대로 했기 때문에 성과를 얻는 것이다. 예를 들어, 머슬 스내치가 특정 종목 선수에게 도움이 된다는 것이 아니라, 머슬 스내치가 가지고 있는 특성을 그대로 경험할 수 있게 하는 것이 중요한 것이다.

선수트레이닝을 하는 분들에게서 자신도 자신의 선수를 트레이닝하기 위해서 역도 동작을 자주 시킨다는 이야기를 많이 듣는다. 그런데 정작 본인이 역도 훈련을 제대로 공부하면서 이해하고 고민하고 연습해본 경험은 많이 없다. 자신이 직접 경험하지 못하고, 이해하지 못하고 있다면 절대로 선수에게 제대로 지도할 수 없다. 역도는 생각보다 많이 섬세하고 디테일한 운동이기 때문에, 잘하면 훈련 성과를 크게 경험할 수 있지만, 잘못하면 부상으로 직격될 수도 있다. 이것을 아는 선수 트레이너들은 직접 나를 찾아와서 기초부터 차근차근 배우고 있다(굳이 내가 아니라도 역도의 기본 원리를 그리고 선수트레이닝을 제대로 이해하고 있는 분들이라면 모두 좋다). 역도를 제대로 배우기 시작한 사람들은 본인 스스로가 바로 알 수 있다. '함부로 시키면 안 되겠구나'라고 말이다. 역도 동작이 아니라도 선수에게 도움이 될 수 있는 동작은 많다. 그러니 제대로 효과적으로 지도할 수 있는 것이 아니면, 역도를 굳이 선수에게 강요하지 않아도 된다고 본다. 이 책에서 다루고 있는 동작들만 가지고 바로 선수트레이닝에 적용시킬 것 같은 분들이 있을까 봐 한편으로 걱정되기도 한다. 이 책의 내용이 많지는 않지만, 너무나 간결하고 깔끔하다. 하지만 책의 두께만을 가지고 책의 수준을 판단하지 말았으면 한다. 이 책 내용을 제대로 활용하기 위해서 꼭 한번은 역도를 제대로 기초부터 배웠으면 한다.

역자 최민석 ....

- 탈로스 역도 전문 체육관 Head Coach & Owner
- 인하대학교 스포츠과학 석사 과정
- Catalyst Athlete Weightlifting Level 2 Coach
- Burgener Strength Weightlifting Level 1 Coach
- 아시아 최초로 Catalyst Athlete와 Burgener Strength Training Camp 모두 참여
- 역서: 전 세계 베스트셀러 역도 책인 『올림픽 웨이트리프팅』,
  『웨이트리프팅 움직임 평가 & 최적화』

CHAPTER 1

레슬링Wrestling

이 챕터의 목적은 레슬링 스포츠에서 훈련되고 있는 올림픽 리프팅 동작과 관련된 수많은 논쟁에 대해서 얘기해보는 것이다. 이 책에서 미국식 프리스타일Freestyle과 포크스타일Folkstyle 레슬링에 가장 우선으로 집중할 것이다.

펜실베니아에는 레슬링을 거의 종교와 같이 여기는 가족들도 있다. 가족 저녁식사 자리에서 특정 체급에서 누가 요즘 잘하는지와 같은 레슬링과 관련된 얘기만 나누는 경우가 있다. 레슬링에 대한 전통이 깊다 보니, 많은 코치들이 구식의 훈련 방식에 아직도 사로잡혀서, 리프팅 훈련이 같은 체급의 다른 선수들보다 움직임을 둔하게 만들 수 있다며 리프팅 훈련에 두려움이 크거나, 리프팅은 오로지 비시즌 기간에만 진행하는 훈련이라고 믿고 있는 경우가 많다. 리프팅에 대한 이런 태도는 구식이며, 어리석은 것이다. 펜실베니아에 있는 가러지 스트렝스Garage Strength는 다양한 레벨의 레슬링 선수들과 함께 충분한 시간을 보내며 훈련을 해왔으며, 다양한 훈련 프로그램을 시도해왔다. 다수의 주 챔피언, NCAA 전미대표 선수, NCAA 챔피언 2회이자 세계 동메달리스트인 닉 지와즈도스키는 가러지 스트렝스 레슬링 훈련 프로그램으로 성공적인 성과를 경험한 선수이다.

리프팅 훈련은 출력을 개선하고, 가동성을 증가시켜줄 뿐만 아니라, 여러 가지 측면에서 스트렝스 능력치를 상당히 개선시키는 데 도움을 줄 수 있다. 더 나은 균형, 더 빠른 회복, 테크닉 습득 능력 향상, 그립 스트렝스 그리고 컨디셔닝은 레슬링 선수들의 매트 훈련을 향상시킬 수 있는 아주 좋은 방법이다. 여기에 추가해서, 리프팅 훈련은 선수들의 근육 협응력을 개선시킬 수 있다. 그래서 결국 상대적 스트렝스를 향상시키며, 체급 유지에도 영향을 주지 않는다.

레슬링 선수들을 위한 리프팅 동작

- 파워 클린Power Clean(온더미닛On the Minute)
- 더블 바운스 클린Double Bounce Clean
- 파워 스내치Power Snatch
- 하이-버트 스내치High-Butt Snatch
- 지위즈 클린 콤플렉스Gwiz Clean Complex

파워 클린(온더미닛)

양발을 어깨너비로 벌리고 선다. 대부분의 레슬링 선수들은 약간 더 좁은 스태거 스탠스Staggered stance를 선호한다. 선수들이 파워 클린을 시작할 수 있는 스탠스로 서도록 하고, 양발의 간격을 확인한다. 일반적으로, 이 스탠스가 풀 동작에서의 스탠스와 거의 동일하다. 레슬링 선수들은 어깨가 보통 내회전 상태로 있는다. 준비 자세를 만든 상태에서, 어깨를 뒤로 당기면서 흉추를 신전시킨 상태에서 바닥에서 바벨을 당긴다. 풀 동작에서 폭발적인 힘을 낼 때 많이 사용되는 훅 그립은 사용하지 않는다.

양발을 준비하고, 등에 힘을 준 상태에서, 팔을 길게 펴고 코어에도 힘을 준다. 점진적으로 가속시키면서 바벨을 바닥에서 들어올린다. 햄스트링을 최대한 개입시키기 위해서 무릎을 뒤로 밀면서 다리로 바닥을 밀어준다. 이때 광배근을 적극적으로 사용해서 바벨을 몸에 가까이 붙인다. 이때 나오는 수직의 정강이 각도는 전통적인 레슬링 스탠스에서의 정강이 각도와 매우 비슷하다. 바벨이 무릎을 지날 때도 뒤꿈치는 여전히 바닥에 붙어서 밀고 있는다. 고관절은 바벨과 접촉되기 위해서 신전된다. 고관절이 완전히 펴지면서 바벨이 접촉되면 뒤꿈치를 들고, 팔꿈치를 접으면서 슈러그 동작을 한다. 그리고 바벨이 빠르게 가속되면서 어깨 높이까지 올라온다. 바벨을 받을 때의 발의 위치는 일반적인 파워 클린 자세의 스탠스와 비슷하다.

동작을 할 때의 느낌과 목표

- 견고한 시작 자세를 만든다.
- 팔을 길게 펴고, 가슴을 펴고, 등 상부에 힘을 준다.
- 인내심을 가지고 뒤꿈치로 바닥을 눌러주면서, 고관절을 펴면서 바벨을 가속시킨다.

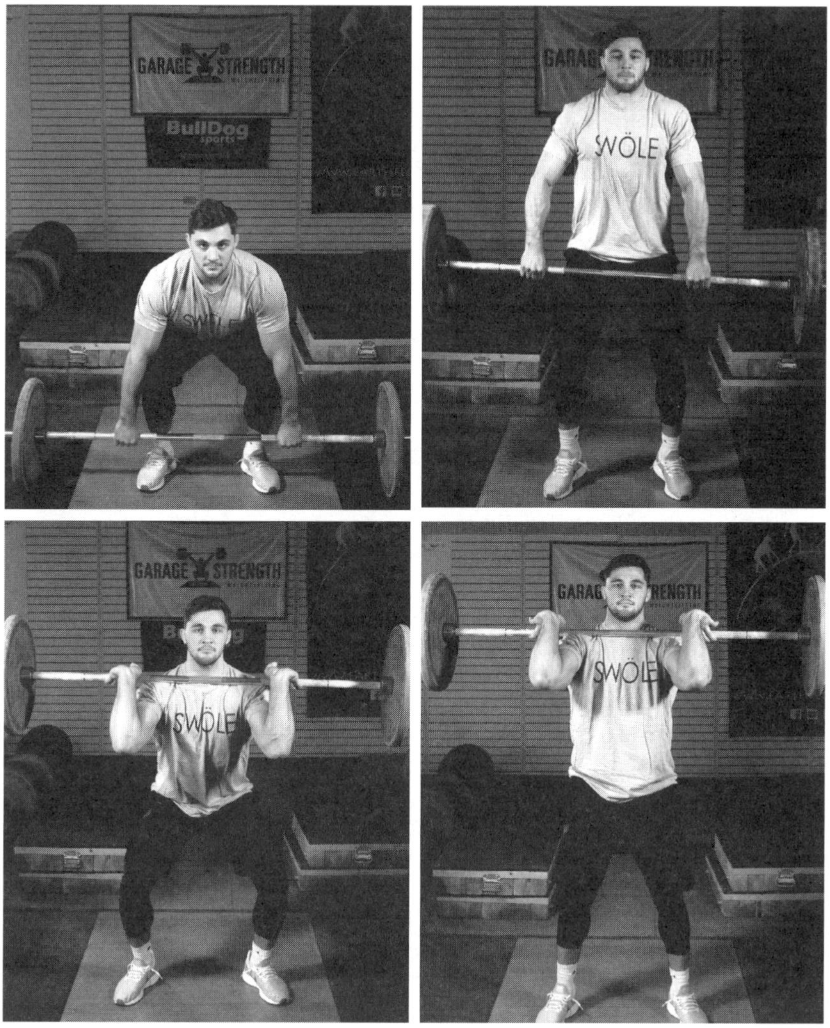

파워 클린

- 승모근을 최대한 사용할 수 있도록 한다.
- 팔꿈치를 빠르게 접어주면서 바벨을 받을 때는 온 몸을 쥐어짜면서 힘을 준다.
- 복부 안쪽과 등에 힘을 줘서 바벨을 받을 때 가해지는 힘을 흡수한다.

육체적 전이

제대로 동작을 수행한다면 파워 클린 동작은 레슬링 선수들의 매트 위에서 진행하는 훈련에 상당히 큰 도움이 된다. 파워 클린 시작 자세는 포크 스타일 레슬링 시작 자세와 비슷하며, 몸을 견고하게 만들어서 폭발적인 힘을 낼 준비를 하는 것이다. 폭발적인 풀 동작에서 필요한 그립 스트렝스는 리스트 콘트롤Wrist Control 동작에서의 그립 스트렝스와 매우 비슷하다. 바벨이 무릎을 지날 때, 정강이 각도는 레슬링에서의 스탠스와 매우 비슷하기 때문에, 바벨을 이용한 풀 동작을 통해서 실제 레슬링에서의 협응력을 키우기에 아주 큰 도움이 된다. 고관절을 완전히 신전시키는 동작은 레슬링에서 상대방이 다리 공격을 해왔을 때의 리커버리 자세와 비슷하다. 승모근을 적극적으로 사용하는 것은 목 주위의 근육을 발달시키는 데 도움이 된다. 하지만 레슬링 훈련에서 종종 간과되고 있는 훈련이기도 하다.

정신적 전이

- 무거운 무게를 어떻게 빠르게 움직일 수 있는지를 배우게 된다.
- 증가한 힘을 흡수하는 법을 배우게 된다.
- 그립에 대한 자신감이 생긴다.
- 높은 스피드에서 필요한 기술을 익히게 된다.
- 긴 시간에 걸쳐서 힘을 성공적으로 만들어내는 능력에 대한 자신감이 생긴다.

더블 바운스 클린

파워 클린 자세와 완벽하게 동일한 시작 자세를 만든다. 양발은 스태그 스탠스 너비와 동일하게 만들어서, 바벨이 발 한가운데 오도록 한다. 이때 광배근을 적극적으로 개입시킨 상태에서 팔을 길게 펴고 편안한 상태를 유지한다. 가슴을 펴고 견고한 자세를 유지한다.

발 전체로 바닥을 눌러주면서 발생시킨 장력이 손으로 전달되면서 바벨이 바닥에서 떨어지기 시작한다. 바벨이 바닥에서 떨어지면서, 무릎은 뒤꿈치 쪽으로 움직이게 되고, 햄스트링이 개입된다. 그리고 광배근을 사용해서 여전히 바벨을 몸 쪽에 가까이 붙어 있는 상태를 유지한다. 상체가 수직 상태가 되면서 바벨이 무릎을 지나게 된다. 바벨이 몸에 접촉되는 시점까지 뒤꿈치는 계속해서 바닥에 붙어 있는 상태이며, 팔은 길게 편 상태를 유지한다. 바벨이 몸에 닿게 되면 고관절을 펴면서 바벨이 가속되며, 팔을 수직으로 접게 된다. 다리를 완전 펴주며, 승모근을 이용해서 슈러그 동작을 하면서 바벨을 얼굴 쪽으로 당겨준다.

바벨이 공중에 뜬 상태가 되면, 팔꿈치를 최대한 빨리 접는다. 이때도 몸통은 견고하고 안정적인 상태를 유지한다. 바벨을 받을 때의 발생하는 힘을 적절히 흡수하기 위해서 복부와 등을 매우 견고한 상태로 유지해야만 한다. 렉 자세가 만들어지면, 완전한 스쿼트 깊이로 앉은 상태에서 바운스를 두 번 하면서 훨씬 더 많은 장력

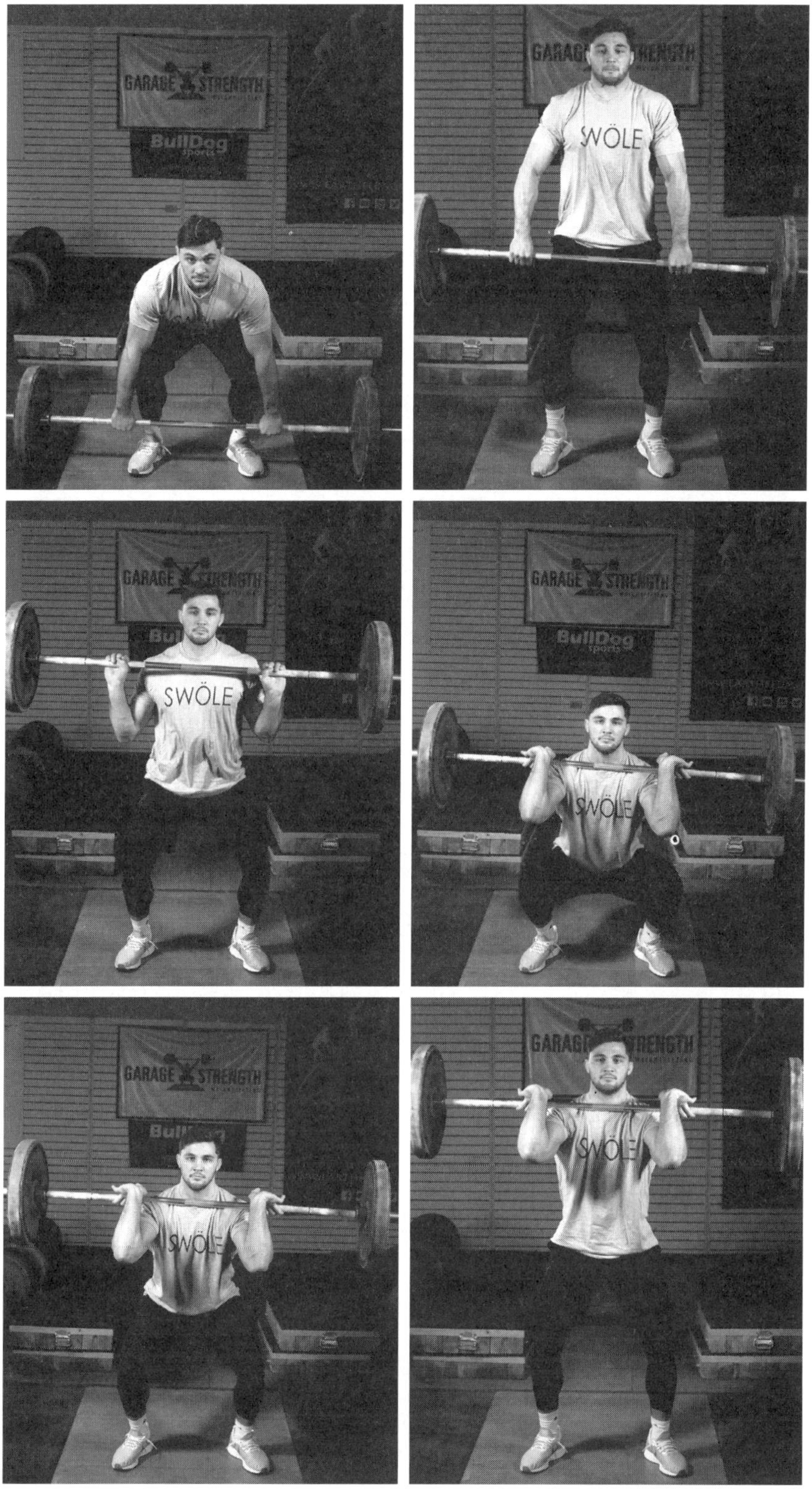

더블 바운스 클린

을 만들어준다. 이렇게 더 깊이 앉게 되면서 더 많은 운동 단위Motor Units들이 동원되도록 할 수 있다. 그러고 나서 단축성 수축을 하면서 완전히 수직 방향으로 몸을 신전시킬 때까지, 스쿼트 가장 아래 구간에서 수직 방향으로 드라이브를 해준다.

동작을 할 때의 느낌과 목표

- 몸에 힘을 주고 폭발적으로 동작을 시작한다.
- 정신적으로 무장을 하고 빠르게 힘을 만들어서 흡수할 수 있도록 한다.
- 바벨을 받을 때 몸통을 강력하게 만들면서 안정적으로 받을 수 있도록 한다.
- 안정적인 코어 상태를 유지하면서 바운스를 두 번 한다.
- 스쿼트의 가장 깊은 구간에서 최대한 빨리 벗어나도록 한다.

육체적 전이

더블 바운스 클린 훈련에서 사용되는 무게는 파워 클린보다는 무겁다. 그렇기 때문에 더 정신적으로 무장을 하고, 더 큰 파워를 빠르게 만들어낼 수 있도록 준비해야 한다. 다시 말하지만, 리프팅에서의 풀 동작은 매트 위에서의 다양한 동작과 유사하다. 무거운 무게로 풀 동작을 하는 것은 레슬링에서 상대방 양쪽 다리를 잡는 것과 유사하며, 더블 바운스 동작은 몸을 굽힌 상태에서 상대방에게 깊게 잡혔을 때, 스트렝스와 자세 안정성을 이용해서 그 상태에서 빠져나오는 동작과 비슷하다.

클린의 프론트 렉 자세 역시 레슬링 매트 동작에 많은 도움이 된다. 레슬링 경기가 진행되는 대부분의 시간 동안 상대방 선수의 머리를 당기거나 상대방을 자신이 원하는 방향으로 움직이게 하려 하기 때문에 이런 측면에서 프론트 렉 자세는 도움이 된다. 리프팅을 통해서 향상된 그립 스트렝스 또한 매트 동작에 그대로 전이된다. 그립 스트렝스를 키우면서 레슬러는 더 강해지고 폭발적인 힘을 내면서, 더 반응을 잘할 수 있게 된다.

정신적 전이

- 힘을 만들어내는 데 있어서 강한 자신감이 생긴다.
- 불안정한 자세에서의 스트렝스가 향상된다.
- 무거운 무게를 빠르게 움직이고 이에 대한 반응을 향상시키는 정신적 능력을 키울 수 있다.

파워 스내치

파워 스내치 시작 자세 스탠스는 클린과 동일하다. 레슬링 선수들은 보통 자신이 레슬링을 할 때의 스탠스와 똑같은 너비로 발을 위치시킨다. 여기서 유일한 차이점은 상체에서 발생한다. 바벨을 잡는 그립이 달라지면서 몸통의 각도도 달라진다.

스내치를 하기에 적절한 그립을 먼저 찾도록 한다. 선수가 바벨을 잡고 섰을 때 바벨의 위치는 치골 근처에 있는 것이 좋다. 특별한 경우가 아니라면, 이 그립 너비

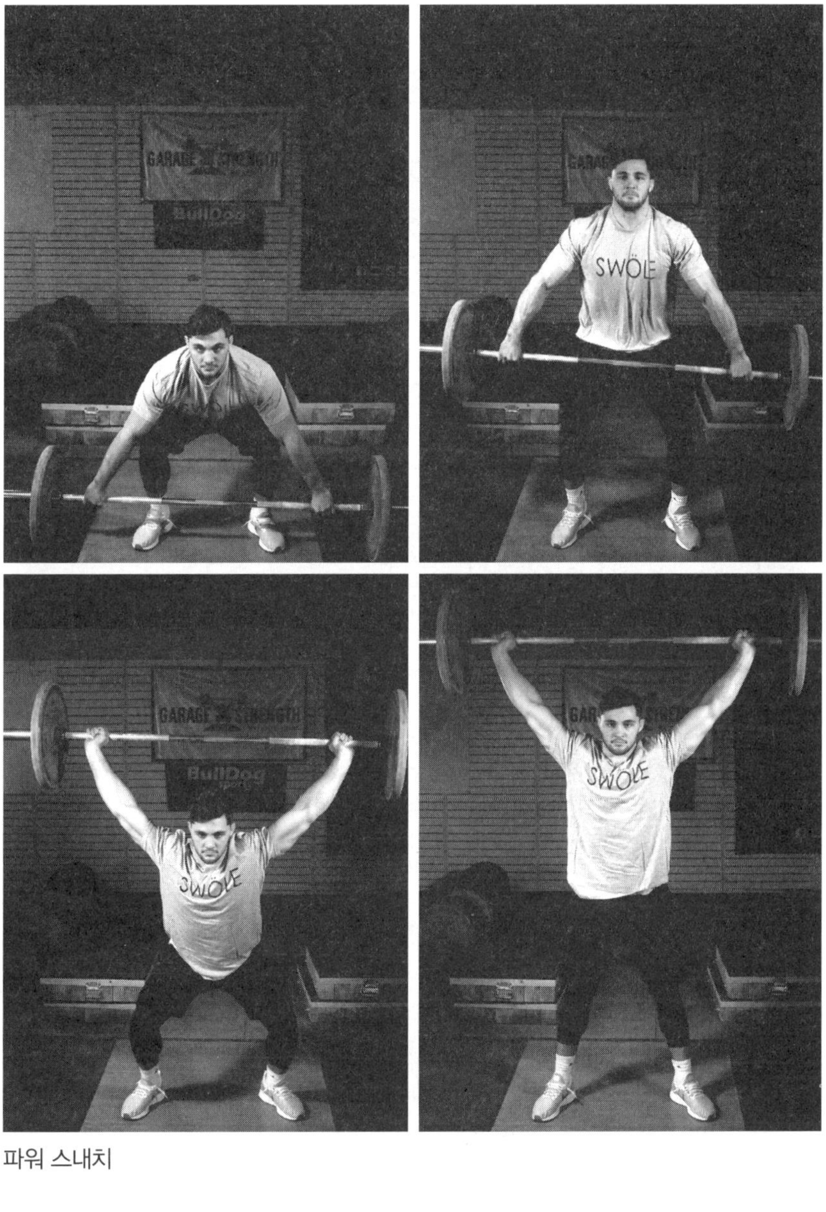

파워 스내치

가 스내치 관련 변형 동작을 할 때의 그립이 되는 것이다. 왜냐하면 이 상태에서 풀 동작에서 가동 범위가 훨씬 더 잘 나오며, 스내치 시작 자세에서의 엉덩이를 더 높게 만들 수 있으며, 가슴이 바벨을 살짝 넘어간 상태를 유지할 수 있기 때문이다.

리프팅은 바벨이 발 중앙 부분에 위치한 상태에서 시작한다. 엉덩이는 머리보다 살짝 낮게 위치시키며, 광배근에 힘을 주고 활성화시킨다. 스내치 동작에서 폭발적인 힘을 낼 수 있는 부분에 집중한다. 가슴이 바벨을 살짝 넘어간 상태에서 천천히 바벨을 바닥에서 들면서 무릎을 뒤로 밀어준다. 무릎을 펴주면서, 팔은 길게 편 상태를 유지한다. 가슴이 바벨을 넘어가 있어야 하며, 뒤꿈치는 여전히 바닥에 붙어 있는 상태에서 상체는 수직으로 올라오게 된다. 고관절이 접히는 부위와 바벨이 닿기 전까지는 뒤꿈치가 계속 바닥에 닿아 있는 상태를 유지한다. 바벨과 몸이 접촉된 이후에, 팔꿈치를 접고 슈러그 동작을 하면서 몸을 수직으로 길게 세우면서 동작을 마무리하도록 한다. 이때 승모근도 귀 쪽으로 당기며, 바벨이 오버헤드 위치에 있을 때는 어깨는 외회전을 하게 된다. 바벨을 받을 때의 발의 위치는 클린과 동일하게 발끝이 살짝 바깥으로 향하도록 한다. 그리고 발바닥 전체가 바닥에 평평하게 닿도록 한다. 엉덩이가 무릎보다 약간 높은 위치에서 바벨을 받은 후 몸을 완전히 다 펴면서 일어선다.

동작을 할 때의 느낌과 목표

- 바벨을 바닥에서 들어올릴 때 광배근에 힘을 준다.
- 손에서 뒤꿈치까지 장력을 느낄 수 있어야 한다.
- 몸에 힘이 들어간 것을 느껴야 하며, 가슴이 바벨을 살짝 넘어가도록 한다.
- 빠르게 바벨을 가속시키면서 동작을 신속하게 마무리한다.
- 손을 빠르게 회전시키면서 힘을 더 잘 흡수하도록 한다.

육체적 전이

파워 스내치는 레슬링 선수들의 실제 훈련에 가장 큰 도움이 되는 동작들 중에 하나이다. 올바른 그립 위치는 그립 스트렝스를 향상시킬 수 있으며, 여러 가지 이점이 있는 자세를 가능하게 해준다. 리프팅을 제대로 하고 있다면, 바벨을 바닥에서 들고 일어나면서 무릎을 뒤로 밀어줄 때 햄스트링은 길어지게 되며, 광배근과 흉추는 적절하고 안정적인 상태를 유지할 수 있다. 바벨을 가속시키는 방법을 제대로 배운다면, 레슬링 선수의 엉덩이 스트렝스와 가동성이 향상될 것이다. 풀 마무리 동작과 바벨을 받을 때의 빠른 외회전 때문에 상체가 더 강해질 수 있다. 마지막으로, 레슬링 운동에 있어서 가장 중요한 부분 중의 하나는 힘을 흡수하고 그 힘을 다시 사용하는 능력이다. 파워 스내치를 진행할 때, 리프팅을 통해서 빠르게 힘이 발생하게 되며, 반사적으로 그 힘을 흡수하게 된다.

정신적 전이

- 움직임에서 나오는 견고한 스피드를 느낀다.
- 더 나은 육체적인 움직임에 대한 자신감이 생긴다.
- 강력한 리시빙 포지션
- 향상된 그립 스트렝스
- 깊은 자세에서 힘을 만들 수 있다는 자신감

하이-버트 스내치

하이-버트 스내치의 시작 자세의 그립과 발 스탠스는 파워 스내치와 동일하다. 매스 훈련에서 스탠스와 동일하게 발을 위치시킨다. 그립 너비도 동일하다. 그러나 엉덩이Butt의 위치는 머리보다 살짝 높거나, 혹은 머리와 같은 높이에 있도록 한다. 레슬링 선수는 몸 전체에 동일한 장력을 유지해야 하지만, 시작 자세 때문에 공간에 대한 인지는 달라질 것이다.

뒤꿈치를 누르면서 장력을 유지해야만 햄스트링부터 광배근까지 그리고 바벨을 잡고 있는 손에까지 장력이 전달된다. 바벨을 들기 시작하면서 몸에 부하가 걸리면서 무릎이 펴지게 되고 허리를 상당히 강화시킨다. 발은 평평하게 바닥에 닿아 있는 상태이며, 양 팔은 길게 펴진 상태를 유지한다. 그리고 몸통이 수직 방향으로 움직이기 시작한다. 바벨과 몸이 접촉하면, 뒤꿈치를 들어올리면서 파워 스내치와 동일하게 풀 동작을 마무리하기 위해서 팔을 접어준다. 여기서 차이점이 발생하는데 바로 바벨을 받는 자세이다.

들어올렸던 뒤꿈치가 바닥에 다시 닿으면서 몸 전체를 아래로 이동시킨다. 바벨을 회전시키면서 오버헤드 자세를 만든다. 엉덩이가 종아리에 닿을 정도로 앉으면서, 몸통과 어깨를 이용해서 안정적인 오버헤드 자세를 만든다. 그리고 나서 수직으로 몸을 완전히 펴면서 일어선다.

동작을 할 때의 느낌과 목표

- 뒤꿈치로 바닥을 눌러주면서 몸에 힘을 준다.
- 광배근을 활성화시키면서, 장력을 온몸에 전달한다.

- 에너지가 올바르게 전이되기 위해서 허리를 잘 사용하여 협응력을 키운다.
- 고관절을 사용해서 바벨을 가속시키고 어깨를 적극적으로 회전시켜서 오버헤드 자세를 만든다.
- 바벨을 받을 때 협응력에 필요한 가동성이 생긴다.

육체적 전이

언뜻 봤을 때는 이상한 리프팅 동작처럼 보일 수 있다. 하지만 레슬링 스포츠의 성격을 고려했을 때, 이 리프팅은 매트 위에서의 자세를 향상시키고, 허리를 강화시키기에 이상적이다. 이 리프팅 동작을 통해서 향상되는 그립 스트렝스 하나만으로 레슬링 훈련에 큰 도움이 된다. 게다가, 광배근을 적극적으로 사용하고, 햄스트링을 사용한 협응력뿐만 아니라 레슬링에서 손으로 상대방을 제압하는 필요한 힘을 키우는 데 상당한 도움이 된다.

더블 바운스 클린과 상당히 비슷하게, 스쿼트로 바벨을 받는 완전한 스내치를 통해서도 반사적 가동성을 배울 수도 있다. 레슬링 선수들은 이 동작을 통해서 스쿼트로 앉으면서도 무거운 무게를 빠르게 다룰 수 있는 법을 배우게 될 것이다. 움직임이 가능한 풀 스쿼트 자세는 레슬링에서 발생할 수 있는 비슷한 자세에서 힘을 만들어낼 수 있는 능력을 키우는 데 도움이 된다. 마지막으로, 레슬링 선수들은 훈련과 시합의 상당한 시간 동안 내회전 상태를 유지하면서 많이 움직이게 된다. 그렇다보니 자세가 나빠지거나, 리프팅 기술이 안 좋아지거나, 허리 통증이 발생할 수도 있다. 리프팅에서 흉추 신전을 하면서, 등 전체를 활성화시키는 능력이 향상될 수 있다.

정신적 전이

- 강한 그립
- 긴 시간에 걸쳐 가속화된 움직임
- 빠른 힘 흡수
- 반사적 가동성
- 강력한 광배근
- 흉추 신전

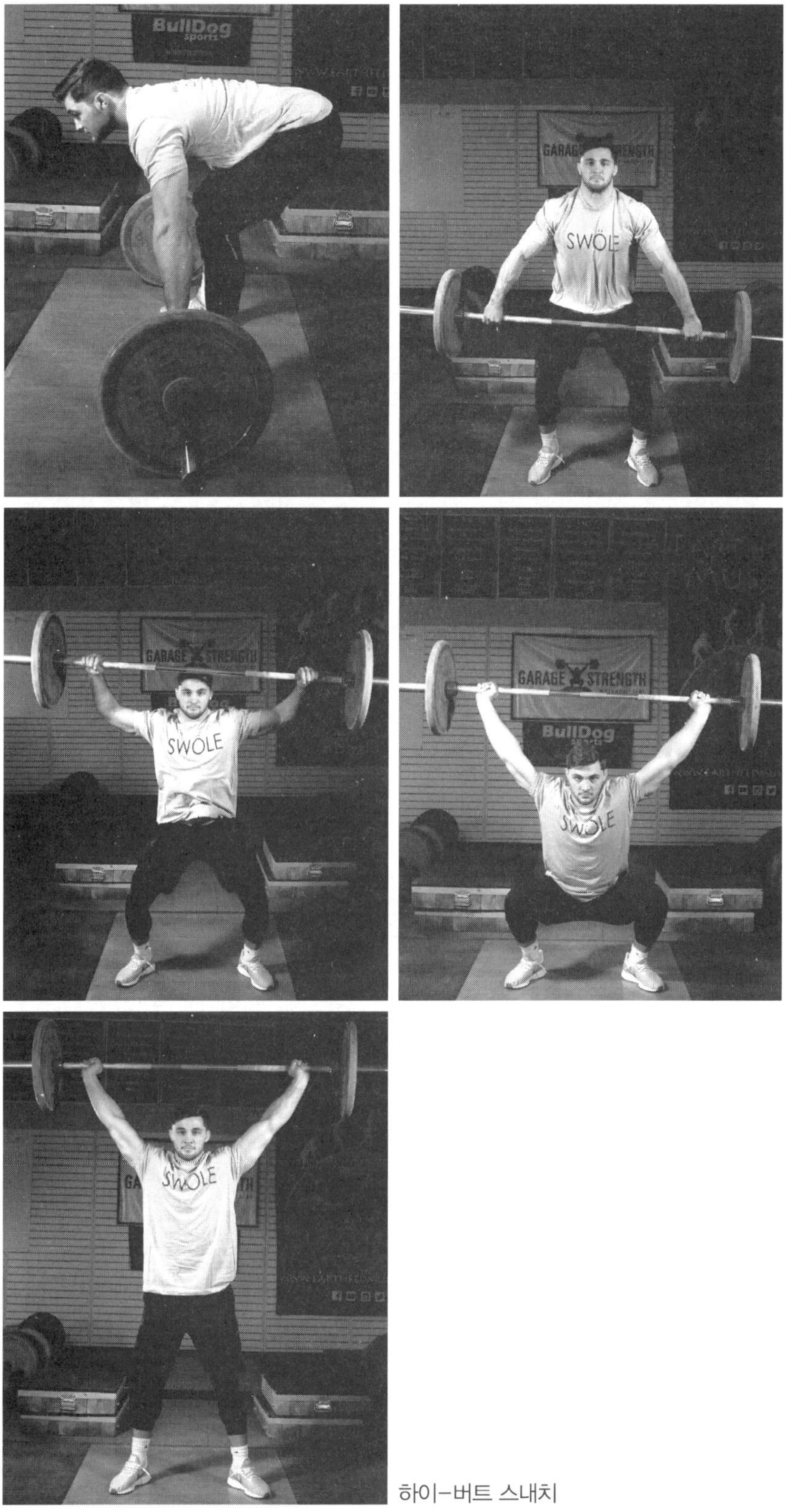

하이-버트 스내치

지위즈 클린 콤플렉스

지위즈 클린 콤플렉스 동작은 클린 2회, 프론트 스쿼트 2회, 그리고 클린 동작 1회를 하는 매우 어려운 클린 콤플렉스 동작이다. 이 동작을 통해서 폭발력, 가동성, 스트렝스, 지구력 그리고 강인한 정신력을 확인하고 키울 수 있다.

더블 바운스 클린 동작과 동일한 시작 자세를 만든다. 동일한 자세로 바벨을 당기면서 클린 동작을 한 후 일어선다(이때 더블 바운스를 하지 않는 것이 낫다). 그리고 나서 바벨을 바닥에 내려놓고 두 번째 클린을 한다. 두 번째 클린을 하면서 바벨을 받을 때는 몸을 더욱 견고하게 만들어서 두 번의 빠르고 강력한 프론트 스쿼트를 이어서 할 준비를 한다. 프론트 스쿼트 2회 후 바벨을 바닥에 다시 내려놓고, 마지막 클린 동작을 할 준비를 한다. 코치는 이 마지막 클린 동작을 통해서 스트레스가 선수에게 이미 가해진 상태에서 어느 정도의 파워를 선수가 낼 수 있는지를 예측할 수 있게 된다. 동작을 이렇게 이어서 하면 다리는 상당히 지칠 것이며, 몸통도 피로가 쌓이게 될 것이다. 그리고 자세도 흐트러질 수 있다. 그렇지만 선수가 제대로 집중해서 동작을 진행할 수 있다면, 이 어려운 동작을 흐트러지지 않고 확실하게 수행할 수 있다.

동작을 할 때의 느낌과 목표

- 뒤꿈치로 바닥을 누르면서 광배근까지도 강한 장력을 만들어준다.
- 강력한 움직임이 가능하도록 정신적으로 집중한다.
- 스쿼트를 할 때 몸통에 장력을 유지하면, 스쿼트를 하고 빠르게 일어선다.
- 중량 때문에 앞쪽으로 몸이 끌려가지 않도록 한다.
- 마지막 클린 동작까지 지구력을 유지하며, 마지막 클린 동작에서도 파워를 낼 수 있도록 한다.
- 어느 정도 무게감이 느껴지는 중량으로 진행하며, 한 세트를 35초 내로 진행한다.

육체적 전이

실제 매트 위에서 최고의 테크닉을 기반으로 한 레슬링 동작을 할 때, 스트렝스, 지구력, 파워 그리고 가동성은 모두 중요한 역할을 한다. 지위즈 동작은 매트 위에서 필요한 모든 운동 능력을 목표로 한다. 가동성을 활용하면서 파워를 만들어내는 것은 스크램블 동작에서 빠져나오는 데 있어서 중요한 능력이다. 프론트 스쿼트 2회를 진행하는 것은 다리가 지쳐 있는 상태에서 엄지손가락을 조절하는 능력을 키우는

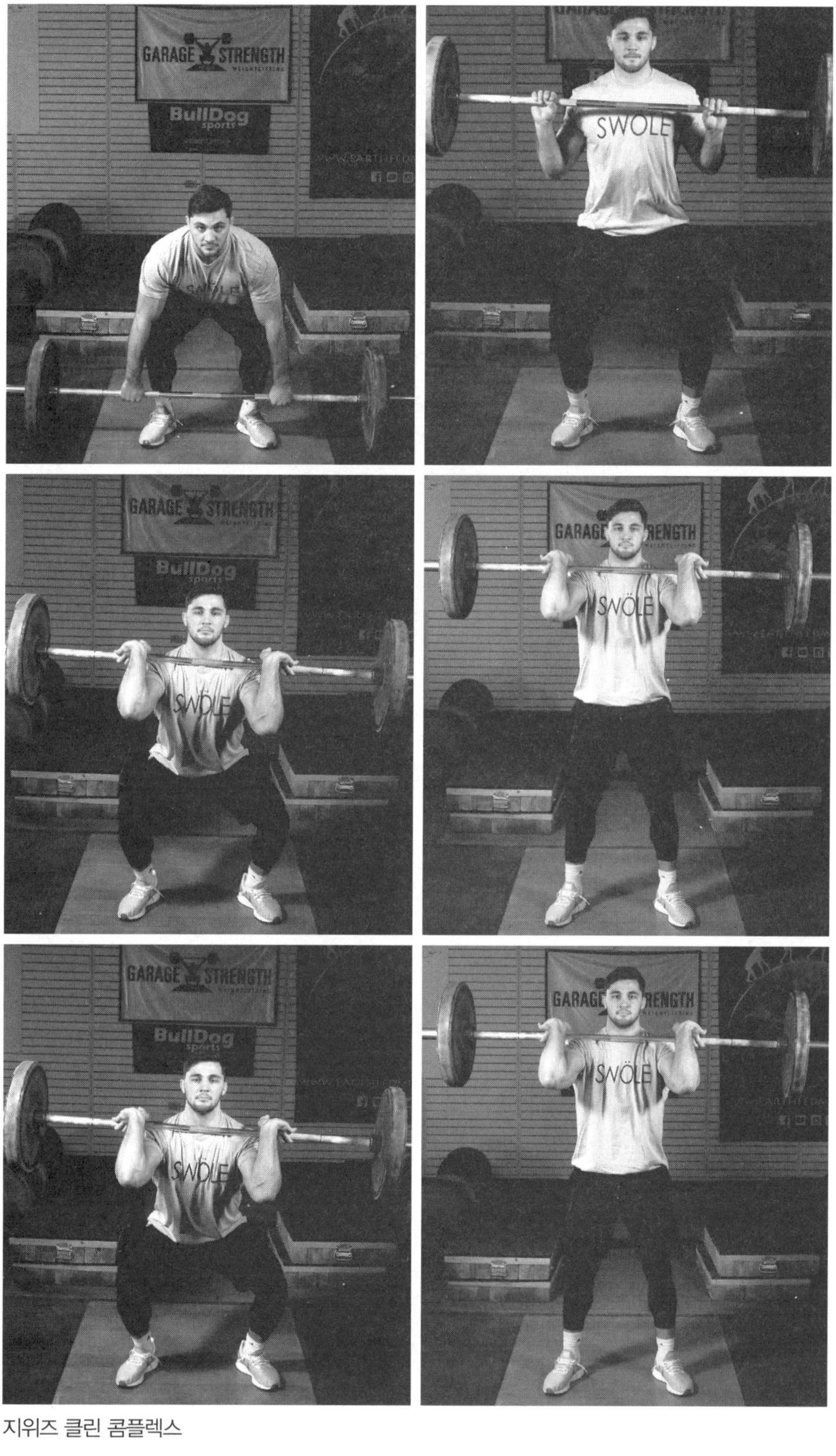

지위즈 클린 콤플렉스

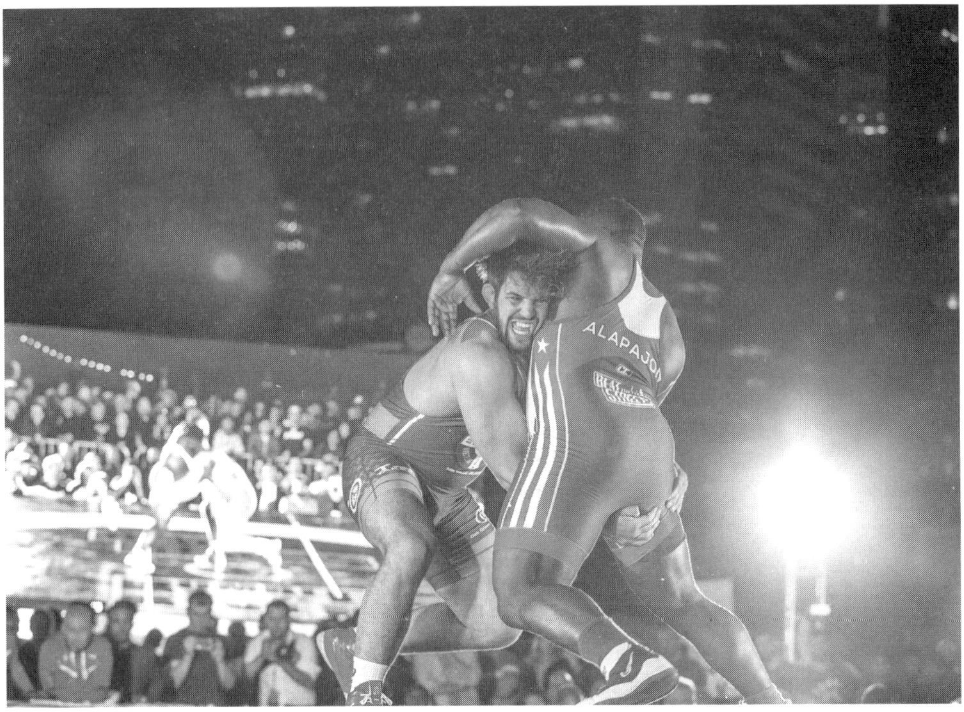

닉 지와즈도스키

데 큰 도움이 된다. 이 훈련을 통해서 선수들의 리프팅 테크닉이 향상될 수 있다. 스트레스나 피로가 쌓인 상태에서도 기술적 오류를 범하지 않는 수준이 된다면, 진정한 챔피언이 될 수 있다.

정신적 전이

지워즈 클린 콤플렉스 동작을 통해서 스트레스가 상당한 상황에 잘 대처할 수 있는 방법을 배울 수 있을 뿐만 아니라, 다음 내용 또한 배울 수 있다.

- 긍정적인 마인드를 유지하는 방법
- 그립을 계속 유지하는 방법
- 동일한 자세를 유지하는 방법
- 빠르게 움직이고 반응하는 방법
- 중량에 통제되지 않고 통제하는 방법

■ 레슬링 주기화

레슬링에서 고려해야 할 내용

레슬링에서 요구되는 능력 중 하나는 상당한 강도를 지속할 수 있는 능력이다. 레슬링 선수들을 위한 훈련 모델에는 스트렝스와 지구력 모두가 요구된다. 무거운 중량을 이용한 풀업은 강력한 레슬링 스냅다운Snap-Down 동작에 큰 도움이 된다. 6분이라는 시합을 하는 동안에도 상대방과 손을 계속 사용해야 하는 상황에서도 동일한 스냅다운이 가능해야 한다. 이 부분을 고려해서, 중량 풀업뿐만 아니라, 고반복의 풀업 훈련도 필요하다. 레슬링 선수가 훈련과 시합을 하는 동안에 다양한 에너지 시스템을 활용해야만 회복력이 상당히 빨라질 수 있다는 연구 결과가 있다. 그렇기 때문에 훈련 프로그램에 있어서 코치는 실제 훈련이나 시합에서 비슷하게 사용될 수 있는 에너지 시스템을 고려해야 한다.

생리학적으로, 레슬링 선수들은 다음과 같은 요인들을 가지고 있는 경우도 있으며, 훈련에 영향을 주기도 한다.

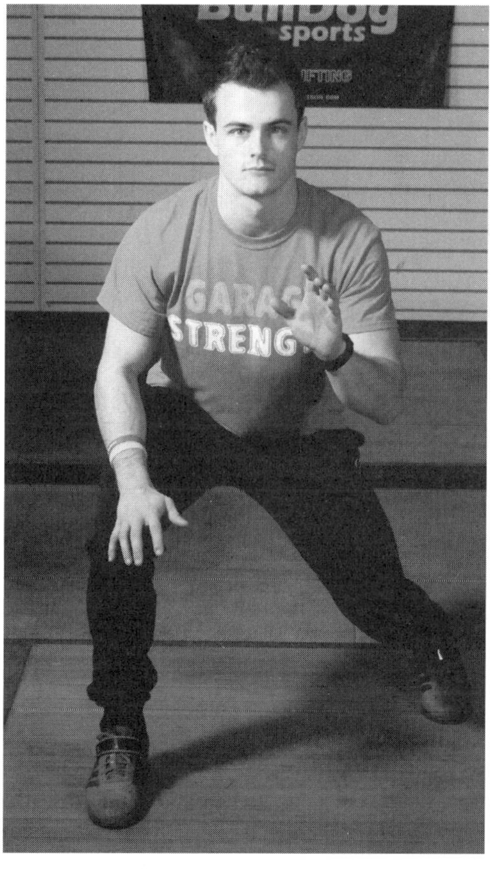

- 내회전
- 낮은 무게중심
- 점프 동작에서 비교적 낮은 하체의 폭발력
- 비교적 낮은 유연성
- 긴장된 흉추
- 오버헤드 스쿼트 자세에서 바벨이 앞으로 잘 떨어짐
- 강한 벤치 프레스

레슬링 선수의 정신적인 준비 상태도 중요하다. 통찰력이 있는 선수들의 경우 상대방의 상태를 빠르게 파악해서 약점을 공략하는 경우가 많다. 이런 상황을 대비하기 위해서 훈련 사이클 동안에 자신의 약한 스트렝스와 테크닉을 공략하는 것은 상당한 도움이 된다. 레슬링 훈련을 주기화하는 데 있어서 시합 날짜가 다가올 때 훈련이 선수에게 미칠 수 있는 영향이나 영양적인 부분을 고려하는 것도 상당히 중요하다.

개인화된 훈련 프로그램을 진행하는 레슬링 선수 분석

다음의 모든 질문들은 레슬링 주기화와 관련이 있다. 일반적인 내용들뿐만 아니라, 구체적이고 개인화된 내용들도 포함되어 있기 때문에, 효과적인 시스템을 만드는 데 큰 도움이 될 것이다.

- 매트에서 일주일에 몇 번 레슬링 훈련을 하는가?

  대답: 일주일 중 6일을 매트에서 훈련한다.
  분석: 대부분의 레슬링 선수들은 일주일에 4~6일 정도 매트에서 훈련을 한다. 매트 훈련을 일주일에 4일 혹은 그 이하로 한다면, 중량을 이용한 훈련을 일주일에 4~5일 정도 한다. 그런데 매트 훈련을 일주일에 5~6일 정도 한다면, 중량을 이용한 훈련을 일주일에 3~4일 정도만 진행한다.

- 레슬링 선수들은 테크닉 훈련을 일주일에 몇 번 정도 진행하는가? 그리고 일주일에 몇 번 정도 레슬링 실전 훈련을 하는가?

  대답: 테크닉 훈련을 4일 정도 하며, 실전 훈련은 3일 정도 한다(하루는 겹쳐서 훈련).
  분석: 좀 더 자세히 훈련을 살펴보면, 일주일의 6일 매트 훈련을 한다. 이 중의 3일은 육체적으로 힘들게, 나머지 3일은 정신적으로 힘들게 훈련한다. 이상적인 훈련은 테크닉 훈련 세션 전에 하체를 이용한 리프팅 훈련을 힘들게 하고, 두 번째 테크닉 훈련 세션 전에 상체를 이용한 리프팅 훈련을 힘들게 하는 것이다. 세 번째 테크닉 훈련 세션 전에 전신을 이용한 리프팅 훈련을 힘들게 하는 것이다. 네 번째 날은 스피드 훈련을 강도 높게 하게 된다.

- 레슬링 코치가 추가적인 컨디셔닝 훈련(여기서 추가적인 훈련이라는 것은 단순히 레슬링 훈련과 실전 훈련 이외의 훈련을 말하는 것이다)에 대해서도 관여하는가?

  대답: 그렇다.
  분석: 매우 힘든 훈련일 수도 있으며, 매트 위에서 진행하는 셔틀런과 같은

간단한 훈련일 수도 있다. 선수들과 코치들이 서로 소통하면서 훈련에 대해서 정확한 이해를 하는 것이 상당히 중요하다. 경험에 비추어보자면, 여기서 말하는 대부분의 추가적인 지구력Endurance 훈련은 일반적으로 10분 정도에 걸쳐서 진행하는, 힘들지만 회복도 수월하게 될 수 있는 훈련이어야 한다. 그래야만 지구력 훈련을 진행한 동일한 날에 상체 운동 프로그램을 설계하는 것도 수월해진다.

■ 다른 훈련(레슬링 및 실전 훈련)보다 먼저 리프팅 훈련을 진행할 수 있는가? 일주일에 몇 번 정도 웨이트 훈련장을 찾는가?

대답: 그렇게 할 수 있다. 일주일에 한 번 다른 훈련보다 먼저 리프팅 훈련을 하며, 3일은 레슬링 훈련 후에 리프팅 훈련을 한다.

분석: 일주일에 한 번은 강도 높은 리프팅 훈련을 다른 훈련보다 먼저 진행하며, 나머지 날은 웨이트 훈련장에서 훈련 목표에 맞게 변형해서 진행할 수 있다. 훈련 후에 피로한 상태에서도 테크닉 훈련을 진행하는 것은 레슬링 선수들에게 상당히 유익할 수 있다.

■ 레슬링 선수들은 어깨 관절이 얼마나 내회전[1]되는가? (레슬링 선수들의 스탠스는 일반적으로 자세 측면에서 문제가 되는 경우도 있다.)

대답: 매우 그렇다.

분석: 대흉근을 스트레칭해줄 수 있는 가동성 훈련에 집중하자. 그리고 흉추를 더 활성화시킬 수 있도록 한다. 레슬링 선수들의 고유의 스탠스를 유지한 상태에서의 그들의 자세에 대해서도 토론해보자.

■ 레슬링 선수들의 양측성[2] 운동 능력(벤치 프레스, 백 스쿼트, 프론트 스쿼트와 같은)은 어느 정도 수준인가?

대답: 약하다.

분석: 많은 레슬링 선수들의 양측성 운동 능력이 비교적 약하다는 것은 흥미로운 사실이다. 경험에 비추어봤을 때, 양측성 운동 능력이 뛰어난 선수들의 경우는 어릴 때 체조 훈련을 하면서 성장한 경우가 많다. 양측성 운동 능력

1) 여기서 내회전되어 있다는 것은 서 있는 자세에서 어깨가 앞으로 말려 있는 것을 말한다. 이것은 보통 대흉근이 뻣뻣하거나 약해서 혹은 등 쪽 근육들이 활성화되어 있지 않아서 그렇다.

2) 양측성(Bilateral) 운동은 움직임에 있어서 양팔, 양발을 동시에 사용하는 것을 말한다. 예를 들면 스쿼트를 할 때 양발을 같이 사용하거나, 벤치 프레스를 할 때 양팔을 같이 사용하는 것이다.

을 향상시키는 것은 매트 위에서의 움직임을 향상시킬 수 있는 가장 빠른 방법들 중 하나이다.

- 레슬링 선수들의 편측성[3] 운동 능력(덤벨 벤치, 상체를 이용한 슬레드 풀, 싱글 레그 스쿼트와 같은)은 어느 정도 수준인가?

대답: 강하다.

분석: 레슬링 선수들은 편측성 운동 환경에 노출되어 있다. 선수들이 레슬링이라는 스포츠를 시작한 이후로 편측성 운동 능력이 향상될 수 있도록 계속 훈련받는 것이다. 두말할 필요 없이, 자신의 약한 쪽을 찾아서 양쪽을 동일하게 골고루 발달시키는 것은 매우 중요하다. 그러면 매트 위에서 움직임이 훨씬 더 좋아질 것이다.

- 레슬링 선수들의 풀링Pulling(당기는) 운동 능력(풀업, 로프 크라이밍)은 어느 정도 수준인가?

대답: 강하다.

분석: 선수들은 항상 당기는 동작을 한다. 이미 당기는 능력이 뛰어나지만, 당기는 동작에 꾸준히 집중해야 선수들의 퍼포먼스가 상당히 개선될 수 있다. 거의 대부분의 선수들은 왼쪽, 오른쪽 중 한쪽을 더 선호한다. 양쪽을 모두 효율적으로 사용할 수 있는 방법을 습득했을 때, 누구도 막을 수 없는 선수가 될 수 있다.

- 레슬링 선수들의 프레싱Pressing(미는) 운동 능력(딥, 벤치 프레스, 인크라인 벤치 프레스)은 어느 정도 수준인가?

대답: 강하다.

분석: 많은 코치들이 어린 시절부터 선수들에게 푸시업, 딥 동작을 많이 시키기 때문에, 레슬링 선수들의 미는 운동 능력의 기초가 탄탄하다. 하지만 미는 운동 능력의 기초가 탄탄하다고 해서 선수들이 아주 강력하고 폭발적인 퍼포먼스를 낼 수 있다는 것을 의미하는 것은 아니라는 것을 명심하자. 탄탄한 기초 위에 쌓아가야 한다.

- 레슬링 선수들의 양측성 폭발력(클린, 스내치, 박스 점프, 허들 점프)은 어느 정

3) 편측성(Unilateral) 운동은 움직임에 있어서 한 팔, 한 발을 사용하는 것을 말한다. 예를 들면 런지 혹은 싱글 암 프레스가 여기에 속한다.

도 수준인가?

대답: 평균 이하이다.

분석: 양측성 운동 능력과 비슷하게, 레슬링 선수들의 폭발력은 뛰어나지는 않다. 편측성/양측성 운동 능력 그리고 양측성 폭발력 간의 적절한 비율을 찾아서 거기에 맞게 훈련하자.

- 레슬링 선수들의 편측성 폭발력(싱글 레그 점프, 점프 런지, 점프 스텝업)은 어느 정도 수준인가?

대답: 괜찮은 편이다.

분석: 대부분의 레슬링 선수들의 편측성 폭발력은 뛰어나지만, 항상 더 향상될 수 있는 여지가 있다. 특히 지친 상태에서 폭발력이 발휘될 수 있도록 훈련해야 한다.

- 레슬링 선수들의 반응력(허들 점프, 박스 점프, 크랩 푸시업 등 이때 전이 단계 Amortization Phase에 집중한다)은 어느 정도 수준인가?

대답: 경우에 따라서 다르다.

분석: 훈련에 항상 반응력을 향상시킬 수 있는 동작을 포함시키자. 레슬링은 끊임없이 반응하면서 방향 전환을 하는 스포츠이다. 이유 불문하고 반응력을 향상시키는 훈련은 반드시 필요하다.

- 레슬링 선수들의 그립 스트렝스(플레이트 플립Plate flip, 포암 롤러Forearm roller, 로프 클라임Rope climbs)의 수준은 어떤가?

대답: 강하다.

분석: 모든 레슬링 선수들의 그립 스트렝스는 강한 편이다. 그러나 그립 종류에 따라서 상대적으로 강한 부분도, 약한 부분도 있다. 무엇인가를 잡은 상태로는 오랫동안 강한 그립을 유지할 수 있으나, 플레이트 플립과 같이 동적인 상황/폭발적인 힘이 나오는 상황에서는 그렇지 않을 수 있다. 레슬링 선수들은 매트 위에서 상대방 선수를 제압하기 위해서는 손목 움직임 조정 능력, 상대방 선수와 서로 손을 사용해서 싸우는 능력, 무엇인가를 강하게 잡을 수 있는 능력을 향상시켜야 할 것이다.

■ 레슬링 선수들은 사우나를 가는가?

대답: 그렇다.

분석: 일주일에 3~4일, 15~20분 정도의 시간을 사우나에서 보내면 회복에 도움이 될 것이다. 하지만 이 방법은 선택적인 것이니 무조건 시도할 필요는 없다.

■ 레슬링 선수들은 적절한 단백질을 잘 챙기는가?

대답: 아니다.

분석: 경험에 비추어본다면, 영양을 챙기면서 적절히 회복하는 방법을 찾는데 어려움을 겪고 있다. 훈련 볼륨을 결정할 때 적절한 영양에 대한 부분도 선수들에게 교육을 해야 한다는 것을 이해해야 한다.

■ 수면 시간은 어떻게 되나?

대답: 8~9시간

분석: 선수들은 최소한 밤에 8시간의 수면 시간은 필요하다.

■ 가동성 훈련을 진행하는가?

대답: 보통 혹은 그렇게 많은 시간을 투자하지 않는다.

분석: 레슬링 선수들에게 꼭 필요한 가동성 훈련에 집중하자. 가동성 훈련을 따로 분리시켜 진행하기보다는, 본 운동에 통합해서 진행하는 것이 좋다. 특히 준비 운동에서 함께 진행하는 것이 좋다. 가동성 훈련을 잘 진행하지 않았던 새로운 부위에 집중하자. 새로운 부위에서 가동성이 개선되면 매트 위에서 동작이나 자세가 개선될 수 있다.

■ 레슬링 선수들의 회복은 빠른 편인가? 느린 편인가?

대답: 빠른 편이다.

분석: 선수들이 얼마나 빨리 회복하는지를 이해하는 것은 중요하다. 일반적으로 레슬링 선수들은 빨리 회복하기 때문에 비교적 더 많은 훈련량을 소화할 수 있다.

■ 훈련 프로그램 및 표

3일 훈련 프로그램 샘플

살펴보기

- Day 1: 다리
- Day 2: 상체
- Day 3: 전신

Day 1: 다리

상태: 다리 피로도는 없는 상태이다. 레슬링 훈련은 다리 훈련 후에 진행한다.

목표: 이 훈련 세션에서는 가동성과 스트렝스 향상을 목표로 한다.

운동	세트×개수
1A) 하이-버트 스내치 동작의 질에 집중한 훈련: 스포츠에 특화된 자세와 흉추 가동성 활용 휴식: 1:20	4×3 1×5(45초 이내로 진행)
2A) 더블 바운스 클린 동작의 질에 집중한 훈련: 양측성 스트렝스와 폭발력 휴식: 1:30	4×2 2×4(45초 이내로 진행)
3A) 싱글 레그 스쿼트 동작의 질에 집중한 훈련: 편측성 스트렝스 휴식: 30초 3B) 점프 런지 동작의 질에 집중한 훈련: 편측성 폭발력 휴식: 1:20	5×4/4 5×3/3

Day 2: 상체

상태: 테크닉에 초점을 둔 레슬링 훈련은 이미 한 상태이다. 다리는 비교적 피로도가 그리 높지 않은 상태이며, 레슬링 훈련으로 인한 정신적인 피로도는 있는 상태이다.

목표: 다리 스피드 훈련을 어느 정도 진행한 후에 상체 훈련을 많이 진행한다.

운동	세트×개수
1A) 파워 클린 OTM 동작의 질에 집중한 훈련: 약간의 피로도가 있는 상태에서 양측성 폭발력과 테크닉 훈련 진행 휴식: OTM	8×2
2A) 벤치 프레스 동작의 질에 집중한 훈련: 양측성 프레싱 스트렝스 휴식: 30초	5×12
2B) 풀업 동작의 질에 집중한 훈련: 양측성 풀링 스트렝스 휴식: 1:20	5×5
3A) 뉴트럴 그립 풀업 동작의 질에 집중한 훈련: 양측성 풀링 스트렝스 휴식: 20초	4×8
3B) 딥스 동작의 질에 집중한 훈련: 양측성 프레싱 스트렝스 휴식: 20초	4×15
3C) 슬레드 로프 풀Sled Rope Pull 동작의 질에 집중한 훈련: 편측성 풀링 스트렝스 휴식: 1분	4×20m

Day 3: 전신

상태: 테크닉 훈련 세션으로 인해서 정신적인 피로도가 있는 상태이다.

목표: 양측성 폭발력 스트렝스를 향상시키면서, 전신이 피로도가 있는 상태에서 힘에 적응하는 훈련을 하게 된다.

운동	세트×개수
1A) 파워 스내치 동작의 질에 집중한 훈련: 양측성 폭발력 휴식: OTM	7×3
2A) 지위즈 콤플렉스 동작의 질에 집중한 훈련: 양측성 폭발력과 스트렝스 휴식: 1:20	5세트
3A) 로프 크라임 동작의 질에 집중한 훈련: 편측성 풀링 스트렝스 휴식: 20초	4×5m
3B) 한 발로 뛰기Single Leg Hops 동작의 질에 집중한 훈련: 편측성 폭발력 휴식: 20초	4×5/5
3C) 클랩 푸시업 동작의 질에 집중한 훈련: 양측성 폭발력 휴식: 20초	4×15
3D) 플레이트 플립 동작의 질에 집중한 훈련: 폭발력 그립 스트렝스 휴식: 1분	4×8/8

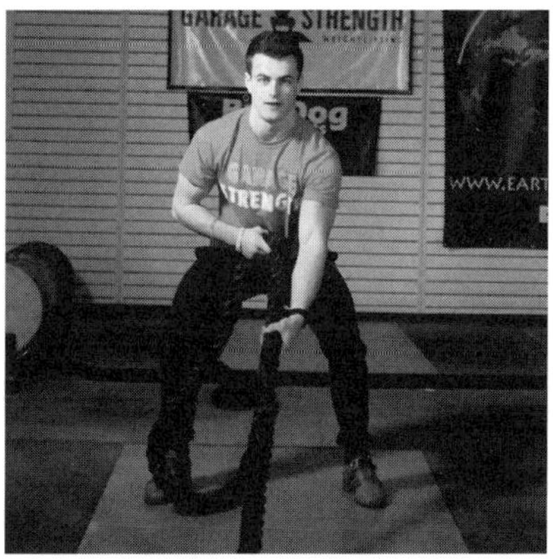

슬레드 로프 풀

훈련 설계 & 주기화

다음에 나오는 자료들은 당신, 선수 혹은 코치에게 1년 동안 사용할 수 있는 프로그램을 제공한다. 이 훈련은 일반적인 레슬링 훈련 사이클을 따르고 있다. 훈련 프로그램에서 선수의 퍼포먼스의 정점을 준비하고 시기를 정하는 전략은 프로/세미프로와 비슷하나 타이밍은 상당히 다르다. 여기서 제시하는 접근법은 선수를 준비하는 경우에는 사용되지 않는 것이 좋다. 훈련 전략에 대해서 스스로 공부하고 배워서 적절한 시기에 자신의 몸 상태를 올바르게 최고로 만들어줄 수 있는 좋은 코치를 찾도록 하자.

훈련 프로그램을 사용할 때, 매크로사이클에서의 강도와 볼륨 수준에 우선 집중하자. 이 부분이 당신이 우선적으로 통제해야 하는 부분이다. 매크로사이클 안에서 마이크로사이클(하루 기반의)의 강도와 볼륨을 조절하자. 다시 말해서, 매크로사이클에서의 강도와 볼륨을 적절히 결정하는 것이 중요하며, 그 안에서 다시 강도와 볼륨을 조절한다.

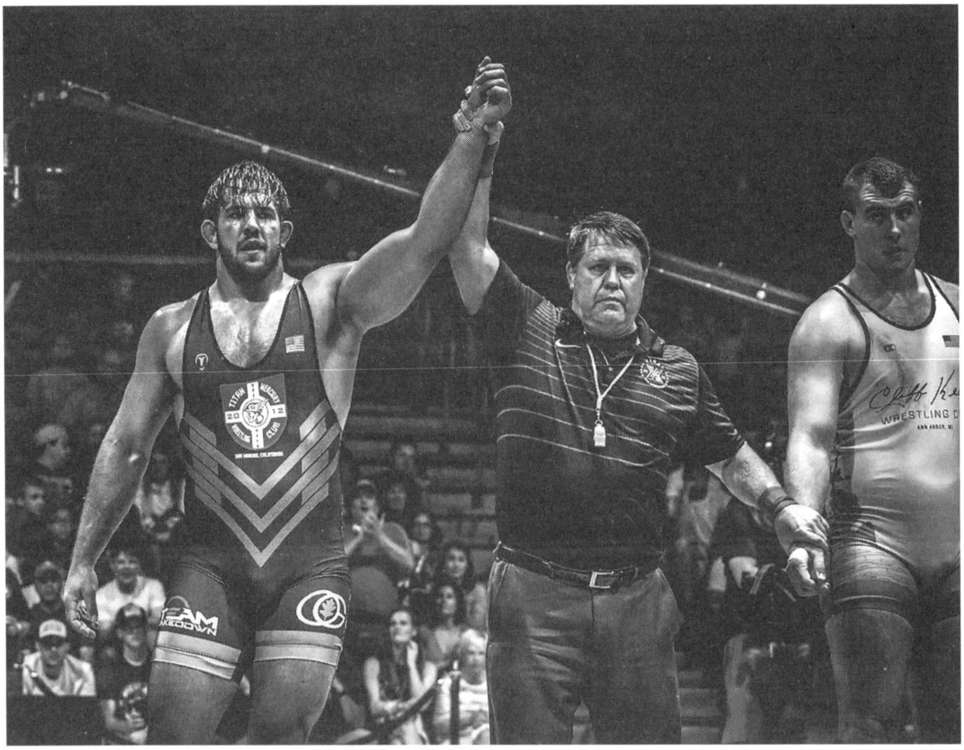

닉 지와즈도스키

1년 훈련 프로그램

1년 훈련 프로그램은 연맹 대회와 NCAA 챔피언십 대비를 한 내용이 포함되어 있다. 이상적인 상황에서는, 이 두 대회에 가까워지는 시점에만 레슬링 선수의 훈련 볼륨과 강도가 바뀌며, 경쟁이 치열한 대회를 준비할 때는 단기적인 훈련 조절을 한다. (1주일 특별 프로그램을 살펴보자.)

단계	월	강도*	볼륨
시작	4	GPP General Physical Preparedness 훈련: 편안하게 훈련을 시작하게 된다.	
프리 시즌	5	고강도	저볼륨
	6	고강도 올림픽 리프팅	고볼륨 보디빌딩**
	7	중간 강도의 올림픽 리프팅	고볼륨 보디빌딩
	8	고강도 올림픽 리프팅	저볼륨 보디빌딩
	9	중간 강도의 올림픽 리프팅	고볼륨 보디빌딩
	10	고강도	중간 볼륨의 보디빌딩
시즌	11	저강도	고볼륨
	12	고강도	저볼륨
	1	중간 강도	중간 볼륨
	2	중간 강도	저볼륨
피크 Peak	3	고강도	매우 낮은 볼륨

* 별도로 올림픽 리프팅 혹은 보디빌딩이라고 구체적으로 언급하지 않는다면, 강도와 볼륨은 리프팅과 레슬링 프로그램에서의 강도와 볼륨을 말하는 것이다.

** 훈련 프로그램의 성격을 고려했을 때, 여기서 보디빌딩은 그립, 프레싱, 풀링 그리고 더 짧은 휴식과 같은 레슬링에 특히나 필요한 신체 능력을 향상시킬 수 있는 운동을 말하는 것이다.

1주일 훈련 프로그램

요일	일	월	화	수	목	금	토
레슬링	저강도, 테크닉 집중 훈련	고강도	저강도, 테크닉 집중 훈련	고강도	저강도 (액티브 리커버리)	최대 강도	휴식
리프팅	Day 1 다리, 고강도 (90%)	리프팅 하지 않음	Day 2 상체, 고강도 (90%)	Day 3 전신 컨디셔닝 (70%, 최소 휴식)	리프팅 하지 않음	리프팅 하지 않음: 훈련 목표에 맞는 맨몸 체조 동작으로 마무리	

1주일 특별 훈련 프로그램

이 프로그램은 경쟁이 치열한 시합이 다가왔을 때만 사용될 수 있다.

요일	일	월	화	수	목	금	토
레슬링	고강도, 테크닉 집중 훈련	고강도	고강도, 테크닉 집중 훈련	고강도	테크닉 훈련 세션	훈련 세션 없음	대회
리프팅	Day 1 다리, 고강도 (90%)	리프팅 하지 않음	Day 2 상체, 고강도 (90%)	Day 3 전신 컨디셔닝 (70%, 최소 휴식)	리프팅 하지 않음: 액티브 리커버리	리프팅 하지 않음	

CHAPTER 2

던지기 Throws

'올림픽 웨이트리프팅'은 전 세계에 걸쳐서 많은 던지기 훈련 프로그램에서 사용되고 있다. 하지만 여러 가지 이유로 올림픽 웨이트리프팅 동작을 활용한 훈련에 대해서 회의적인 입장도 많다. 이유들을 살펴보자면, 많은 프로그램들이 스내치와 클린 변형 동작을 포함하고 있지만, 엉터리 자세 혹은 테크닉으로 오히려 훈련에 방해되는 방식으로 진행하는 경우가 있기 때문이다. 엉성한 하이 풀High-Pull, 보기 민망한 리프팅 구분 동작, 안정적이지 못한 캐치 동작으로 올림픽 웨이트리프핑을 진행하는 경우가 많아서 부정적인 시각이 생기는 것이다. 이렇게 좋지 못한 자세나 동작으로 올림픽 웨이트리프팅을 진행하면 우리가 원하는 육체적 전이 훈련 효과를 기대하기 힘들다. 리프팅은 반드시 던지기 동작에 필요한 원리를 잘 이해하고 있는 코치에 의해서 진행되어야 한다. 그래야 던지기 동작에서 최고의 성과를 낼 수 있다.

던지기 선수들을 위한 리프팅 동작

- 노 피트 스내치No Feet Snatch
- 하이-행 파워 스내치High-Hang Power Snatch
- 노 피트 클린No Feet Clean
- 머슬 스내치Muscle Snatch
- 노 피트/노 브러시 스내치No Feet/No Brush Snatch
- 보너스: 저크 비하인드 넥Jerk Behind Neck

노 피트(NF) 스내치

노 피트 스내치 시작 자세는 일반적인 스내치 동작과 유사하다. 시작 자세에서 등을 견고한 상태로 만들고, 엉덩이는 가슴. 머리보다 약간 낮춘다. 팔에는 힘을 빼고 광배근은 활성화시킨 상태로 폭발적인 힘을 쓸 수 있는 준비를 한다. 시작 자세에서 유일한 차이점은 발의 위치이다. 노 피트 스내치에서는 처음부터 끝까지 일반적인 스내치 캐치 자세(두 번째 풀 동작이후에 바벨을 머리 위에서 받는 동작)의 발 위치를 유지하는 것이다.

던지기 선수가 풀 동작을 시작할 때, 적절한 가슴과 등의 각도를 유지한 상태에서 무릎을 펴주면서 햄스트링에 부하를 걸어준다. 두 번째 풀 동작을 시작하기 전까지 어깨가 바벨을 넘어간 상태를 최대한 길게 유지한다. 그래야만 고관절을 펴줄 때 햄스트링을 개입시킬 수 있다. 바벨이 몸에 접촉이 될 때까지는 뒤꿈치가 바닥에 붙어 있어야 한다. 던지기 선수가 강력하고 안정적인 오버헤드 자세를 위해서 발의 위치를 유지하고 바벨을 회전시켜서 캐치를 만드는 과정에서 풀 동작을 마무리하기 위해서 상체를 개입시킬 필요가 있다. 그러기 위해서는 인내심이 상당히 중요하다. 두 번째 풀 동작을 마무리하는 과정에서 무게중심이 발 앞쪽으로 옮겨지기는 하지만, 캐치 동작에서 다시 무게중심이 뒤꿈치 쪽으로 이동하게 된다. 어떤 경우든 발이 바닥에 계속 완전히 닿아 있어야 하며, 발 자체가 넓어지는 것이 아니다. 흉추를 견고하고 몸통을 단단하게 한 상태에서 동작을 마무리한다. 그리고 동작을 진행하는 과정에서 발 전체에 강력하게 힘이 들어가는 느낌이 들어야 한다.

동작을 할 때의 느낌과 목표

- 몸에 긴장을 푼 상태에서 견고하게 만든다.
- 뒤꿈치가 바닥에 닿아 있고, 햄스트링에 힘이 들어가야 한다.
- 마무리 동작에서 상체를 적극적으로 사용한다.
- 캐치 자세에서 승모근/상체부터 발까지 모두 힘을 느끼면서 활용한다.
- 발 전체로 좋은 스피드와 함께 지면을 밀어내면서 안정적인 오버헤드 자세를 만든다.

육체적 전이

노 피트 스내치는 선수들이 던지기를 실제로 할 때처럼, 지면을 밀어내면서 힘을 만들어내고 그 힘을 흡수하는 훈련에 도움이 된다. 게다가, 스내치는 힘의 발달 속도와 스피드를 조절하는 법을 배우는 데 최고의 리프팅 동작이다. 이 리프팅 동작은

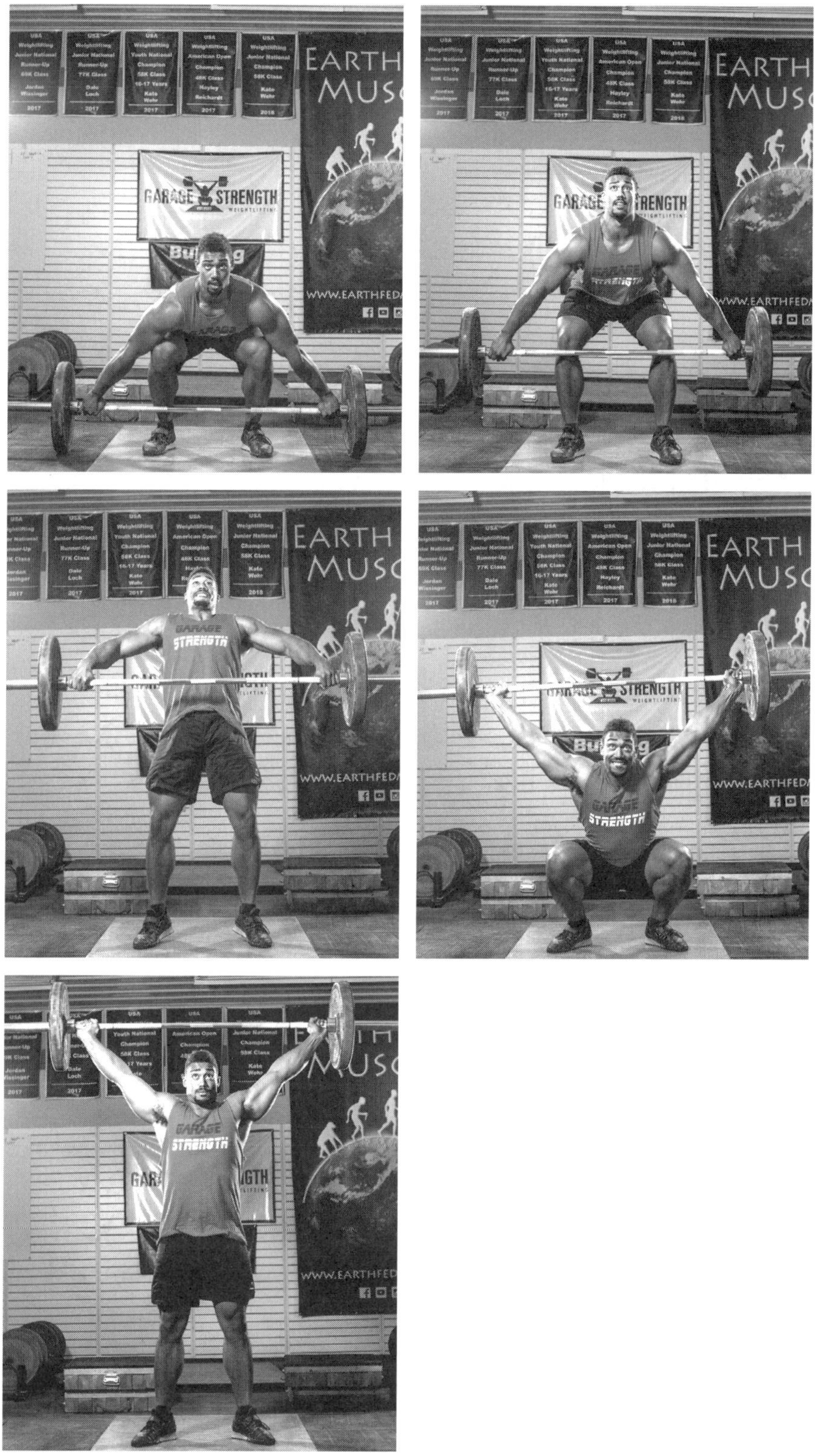

노 피트 스내치

더 강한 고관절 신전에서 햄스트링이 사용되며, 적극적으로 외회전을 하는 과정에서 흉추가 안정화될 것이다. 그리고 낮은 캐치 자세에서 고관절이 더 열리게 된다.

정신적 전이

스내치 동작 자체는 테크닉이 아주 필요하다. 그리고 스내치 변형 동작들은 더 많은 인내력과 집중력을 요한다. 어렵고 테크닉이 많이 필요한 리프팅 동작에 더 집중하면 할수록 신경계를 더 자극하게 된다. 그러면서 우리 중추신경계가 더 빨리 반응하게 된다.

하이-행 파워 스내치

시작 자세가 매우 특이하다. 바벨의 무게를 추가한 다음 박스 혹은 렉에 놓는다. 높이는 무릎보다 아래쪽이다. 그래야만 바벨을 바닥에서 들어올릴 필요가 없기 때문에(데드리프트) 몸에 가해질 수 있는 스트레스를 줄일 수 있다. 가슴을 펴고 몸을 길게 펴면서 일어선다. 광배근을 개입시키고 척추 주위 견갑대를 활성화시킨다. 제자리 높이뛰기 자세와 비슷하게 양발은 좀 더 좁게 선다. 바벨을 제대로 통제한 상태에서 바벨을 낮춘다. 그러면서 햄스트링이 늘어나고 개입되는 것을 느낄 수 있다. 바벨이 무릎 바로 위에 오도록 자세를 잡고 공격적으로 몸을 펴면서 바벨이 고관절이 접촉된다. 이때 발은 계속 바닥에 완전히 닿아 있는 상태이다. 상체를 이용해서 슈러그 동작을 빠르게 할 때도 발은 계속 바닥에 닿아 있다. 그러면서 풀 동작을 하는 과정에서 빠르게 외회전이 일어났다가 빠른 속도로 팔꿈치가 펴지게 된다. 던지기 선수는 바벨을 엉덩이가 무릎 위에 있는 자세로 받게 된다. 이 과정에서 엄청난 스피드와 리프팅 조절 능력이 요구된다.

동작을 할 때의 느낌과 목표

- 발 전체에 부하가 느껴져야 한다.
- 고관절을 펼 때 햄스트링이 늘어나는 빠른 반응을 느껴야 한다.
- 적절한 힘을 만들어내는 과정에서 최대한 오랫동안 발이 바닥에 닿아 있어야 한다.
- 적절히 힘을 흡수하기 위해서 캐치 자세에서 발을 최대한 빠르게 이동시킨다.
- 발 전체로 균형을 잡으면서 바벨을 손으로 통제할 수 있어야 한다.

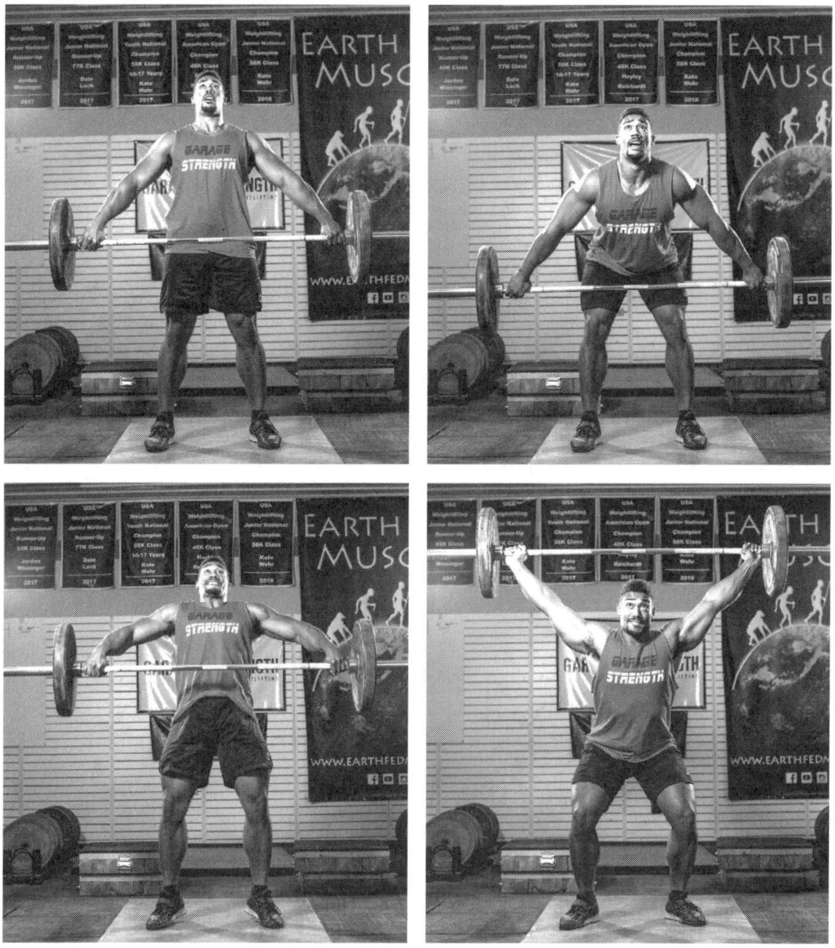

하이-행 파워 스내치

육체적 전이

하이-행 파워 스내치와 같이 움직임 범위가 크지 않은 동작은 더 빠른 고관절 신전과 더 높은 스피드에서 움식임 소절 능력이 요구된다. 코치에게, 하이-행 파워 스내치는 스피드와 중추신경계 피드백을 확인하기에 아주 좋은 동작이다. 하이-행 파워 스내치에서 필요로 하는 운동 능력이 던지기 동작에 모두 직접적으로 영향을 준다. 던지기 선수는 또한 햄스트링과 허리를 제대로 사용하는 법을 배울 수 있으며, 흉추를 적극적으로 개입시킬 수도 있다.

정신적 전이

- 자세를 제대로 통제하면서 빠르게 움직이게 되면 선수의 자신감을 향상시킬 수 있다.
- 높은 스피드에서 테크닉 교정을 하는 것은 던지기와 유사한 부분이 많다.
- 더 가벼운 무게로 지면을 활용한 훈련을 하면 던지기에 더 큰 도움이 될 수 있다.

노 피트(NF) 클린

노 피트 클린은 캐치 자세와 동일한 발의 위치에서 동작을 시작한다는 점을 제외하고는 클린과 거의 동일하다. 시작 자세에서 엉덩이 위치는 가슴보다 약간 낮으며, 리프터가 몸을 살짝 곧게 세운다. 리프팅을 시작할 때, 무릎 관절을 이용해서 다리를 펴게 된다. 광배근은 완전히 사용되어야 하며 손목을 몸 쪽으로 말게 된다. 바벨이 몸에 접촉될 때까지 뒤꿈치는 완전히 바닥에 접촉된 상태다. 바벨이 몸에 접촉이 된 후에, 가슴이 수직으로 일어서게 되고 승모근을 사용하고 팔꿈치를 접으면서 렉 자세를 만들기 시작한다. 바벨의 힘을 흡수하기 위해서 몸을 이동시키기는 하지만, 발 자체를 움직이지는 않는다. 뒤꿈치만을 들어올렸다가 힘을 흡수하기 전에 다시 뒤꿈치가 바닥에 접촉된다.

클린 렉 자세를 만들 때, 뒤꿈치가 바닥에 닿고 몸통은 단단한 상태가 된다. 등 역시 견고한 상태이며, 가동성이 허락하는 범위 내에서 엉덩이도 내려가게 된다. 팔꿈치를 회전시켜 위로 올릴 때 몸통의 안정성은 유지된 상태이며, 몸을 완전히 세워서 펼 때까지는 힘은 발 중앙 부분 전체에 걸쳐서 전달된다.

동작을 할 때의 느낌과 목표

- 몸 전체가 견고한 상태로 바벨을 바닥에서 들어올린다.
- 최대한 많은 힘을 만들기 위해서 지면을 밀어내면서 최대한 길게 풀 동작을 한다.
- 슈러그를 적극적으로 하면서 렉 자세를 만들기 위해서 빠르게 팔꿈치를 회전시킨다.
- 캐치 자세를 만들면서 몸통을 견고하게 한다.
- 바벨을 받고 일어설 때까지 상체를 안정적으로 곧게 세운 상태를 유지한다.

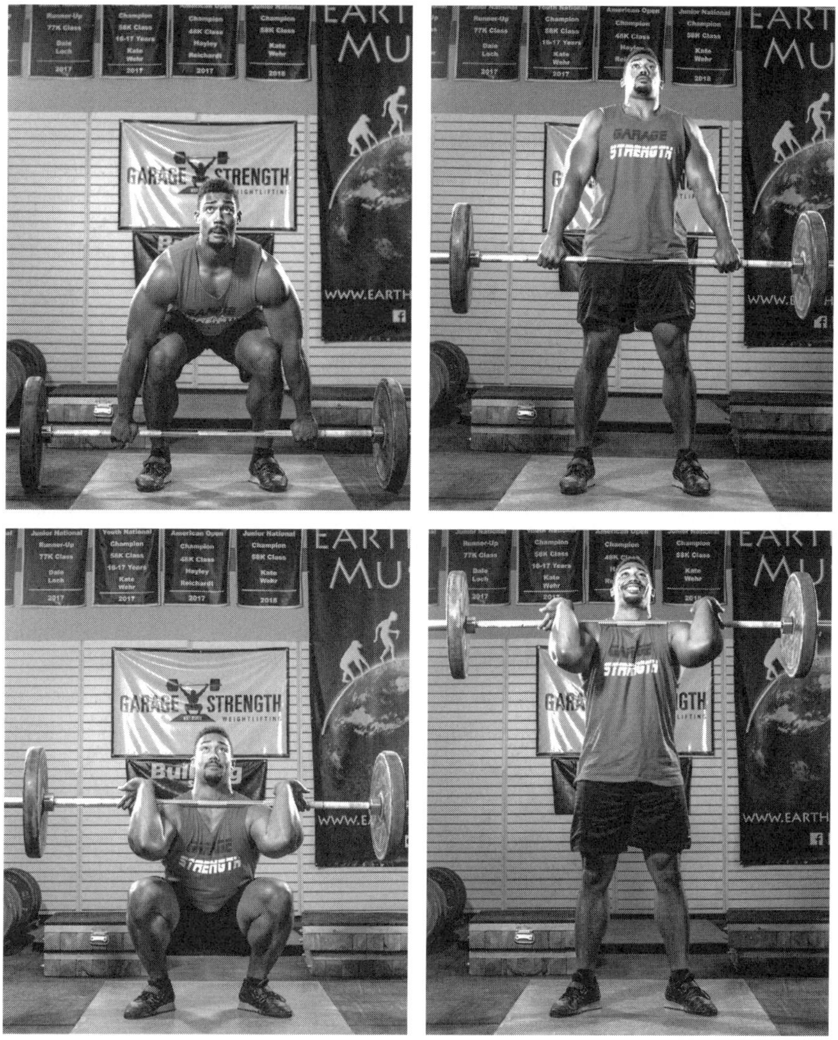

노 피트 클린

육체적 전이

동작을 조절하고 지면을 잘 밀어주는 상태로 힘을 만드는 데 집중함으로써 던지기의 기술적인 원리들이 활용된다. 발을 움직이지 않음으로써, 바벨로 힘을 더욱 잘 전달할 수 있다. 그래서 중추신경계를 더 자극하고 사용할 수 있다. 스쿼트 가장 아래 구간에서 무게를 지탱하기 때문에 몸통 안정성을 키울 수 있으며, 이 부분은 몸을 회전시키면서 던지기 동작을 하는 과정에서 아주 중요한 역할을 한다. 다시 말하지만, 햄스트링을 사용하게 되며 고관절이 더 열리고 발목 가동성을 더 잘 활용할 수 있게 된다.

정신적 전이

이 리프팅 동작은 비교적 무거운 무게로 진행되고 움직임 조절 능력이 중요하기 때문에 던지기 동작과 비슷한 점이 많다. 그리고 리프팅을 할 때의 중추신경계에 대한 정신적 자극이 실제로 던지기를 할 때 있어서 필요한 자극을 갖추는 데 도움이 된다.

머슬 스내치

머슬 스내치의 시작 자세는 일반적인 스내치의 시작 자세와 완전히 동일하다. 머리부터 엉덩이까지 중립 상태로 정렬되고 엉덩이는 머리보다 약간 아래에 위치한다. 팔은 편안한 상태로 유지하고 광배근을 개입시키면서 등은 최대한 평평한 상태(약간 아치가 있다)로 만들어준다. 리프팅을 시작하면서 무릎을 펴고 가슴은 바벨을 살짝 넘어간다. 햄스트링은 완전히 길어지면서 사용된다. 여기서 일반적인 스내치와 리프팅의 느낌이 달라진다. 가슴은 바벨 앞으로 넘어가 있으며, 무릎은 완전히 펴진 상태를 유지한다. 이때 상체를 이용해서 두 번째 풀 동작을 하게 된다. 뒤꿈치는 바닥에 닿아 있는 상태에서 승모근이 개입된다. 승모근을 이용해서 슈러그 동작을 하면서, 햄스트링을 이용해서 관절을 편다. 이때 바벨과 몸이 접촉되지는 않는다. 몸을 길게 편 상태에서 동작을 마무리하면서 어깨 관절 근육을 활용해서 계속해서 힘을 만들어낸다. 그러면서 바벨이 회전하면서 올라가게 된다. 리시빙 자세에서 바벨이 멈추면서 오버헤드 자세를 만들게 될 때 뒤꿈치가 바닥에 다시 닿게 된다.

동작을 할 때의 느낌과 목표

- 시작 자세에서 몸 전체를 견고한 상태로 만든다.
- 햄스트링이 개입되는 것을 느낀다.
- 상체를 이용해서 동작을 마무리할 때 뒤꿈치가 바닥에 닿아 있다.
- 던지기 동작처럼 발을 활용해서 상체가 힘을 만들어내는 것을 느낀다.
- 던지기처럼 발이 지면에서 떨어지지 않는다.
- 머슬 스내치처럼 리프팅 속도가 비교적 늦은 동작을 통해서 긴 시간 동안 힘을 만들어내는 방법을 가르치기에 아주 유익하다.
- 다리로 움직임을 시작해서 팔을 이용해서 움직임을 마무리하는 것을 몸으로 강하게 경험할 수 있다.

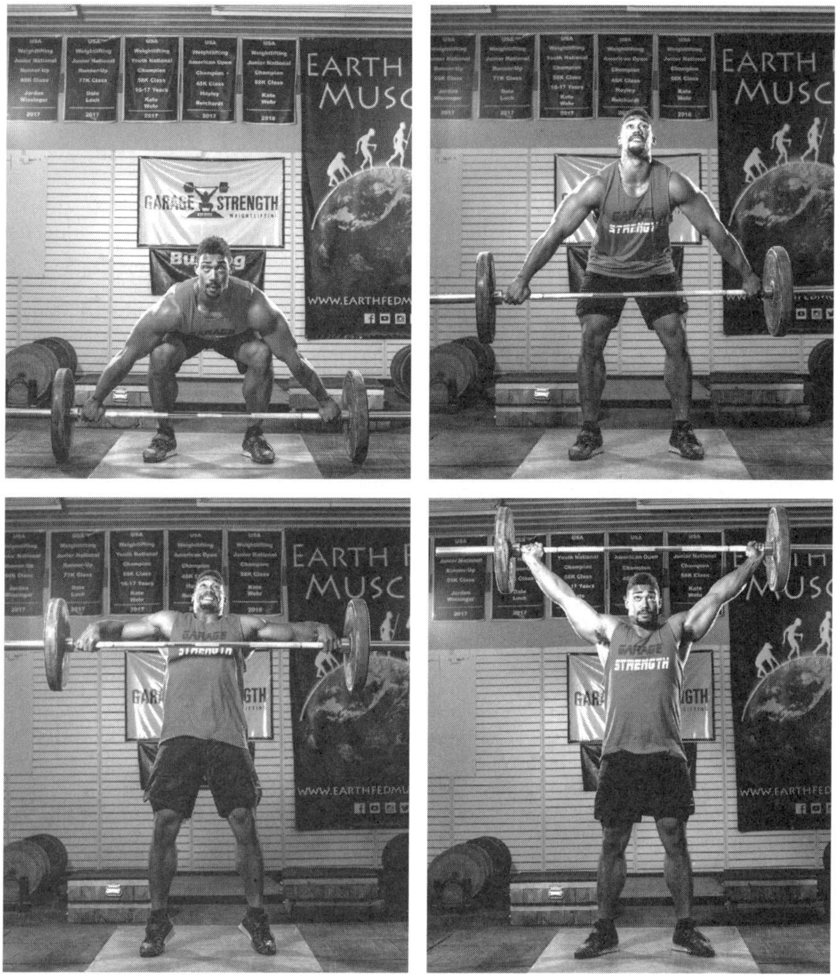

머슬 스내치

육체적 전이

머슬 스내치 훈련의 최대 장점은 비교적 느리지만 여전히 충분히 빠른 리프팅 동작을 통해서 긴 시간 동안 양발로 지면을 밀면서 힘을 만들어내는 방법을 자연스럽게 배울 수 있다는 점이다. 던지기 선수가 움직임을 조절하면서 발이 지면에 닿은 상태에서 힘을 만드는 방법을 더 많이 배울수록 더 효과적인 움직임을 가진 선수가 될 수 있다. 머슬 스내치를 하면서 상체를 적극적으로 강하게 활용해서 동작을 마무리하는 부분 역시 던지기에 많은 도움이 된다. 종종 코치들은 상체를 이용해서 던지기 동작을 끝까지 마무리하는 큐를 주는 것을 잊는다. 머슬 스내치는 이 부분을 강화시키기에 아주 좋다. 마지막으로, 외회전 움직임 때문에 흉추 가동성도 개선된다. 던지기 선수들은 미는 동작에서 내회전이 상당히 많이 일어난다. 머슬 스내치를 통한 외회전은 어깨 안정성 측면에서 도움이 된다.

정신적 전이

던지기에서 기술적으로 가장 힘든 부분 중 하나는 던지기 동작을 하는 동안에 지면을 밀어주는 상태를 유지하는 것이다. 가끔씩 선수들은 점프 동작을 통해서 더 지면을 잘 밀어내고 있다고 정신적으로 느끼게 된다. 머슬 스내치를 하면 너무 빨리 뒤꿈치를 들지 않고 리프팅 처음부터 끝까지 지면에 발이 닿아 있는 상태를 유지하는 연습이 될 수밖에 없다. 이런 요소들이 실제 던지기에 있어서 정신적으로 훨씬 더 강해질 수 있도록 큰 도움이 된다.

노 피트/노 브러시 스내치

이 리프팅 동작은 던지기 선수에게 매우 어려운 동작이다. 던지기 선수들은 최대 파워 혹은 스피드 훈련을 위해서 바벨을 이용한 훈련을 하는 것을 아주 좋아한다. 그러나 더 최고의 성과를 얻기 위해서 적절한 바벨 통제 능력을 배우고 가동성을 더 개선시킬 필요가 있다. 노 피트/노 브러시 스내치는 리프팅 동작에 약간 제한을 두면서 특정 부분에 더 집중을 하고 강한 중추신경 조절 능력을 키울 수 있다.

노 피트 스내치와 동일한 시작 자세를 만든다. 광배근을 개입시킨 상태에서 앞에서 배운 내용을 바탕으로 좋은 자세를 만든다. 시작 자세에서 팔을 길게 편 상태에서 바벨을 바닥에서 강하게 들어올리면서 무릎을 펴게 된다. 가슴은 바벨 앞으로 넘어간 상태를 유지한다. 바벨은 최대한 몸에 가까이 붙어 있지만, 고관절에서 몸에 바벨이 접촉되지는 않는다. 머슬 스내치와 동일하게 리프팅을 시작하고 마무리할 때까지도 발은 바닥에 닿아 있는 상태이다. 바벨이 배꼽을 지날 때까지도 뒤꿈치는 여전히 바닥에 닿아 있다. 승모근을 이용한 슈러그 동작을 통해서 바벨을 당기면서 고관절을 펼 때, 무게가 발끝으로 이동하게 된다. 바벨을 고관절을 지나 회전시키면서 아래로 몸을 이동시킨다. 이 지점에서 던지기 선수는 가장 아래 구간에서 동작을 멈추면서 편안하고 안정적인 자세를 만드는 것이 중요하다. 그러고 나서 일어서는 것이다.

동작을 할 때의 느낌과 목표

- 다리와 상체를 함께 사용하는 것을 느낄 수 있다(협응력).
- 동작을 통해서 힘을 만드는 동안 발이 계속 지면에 닿아 있다.

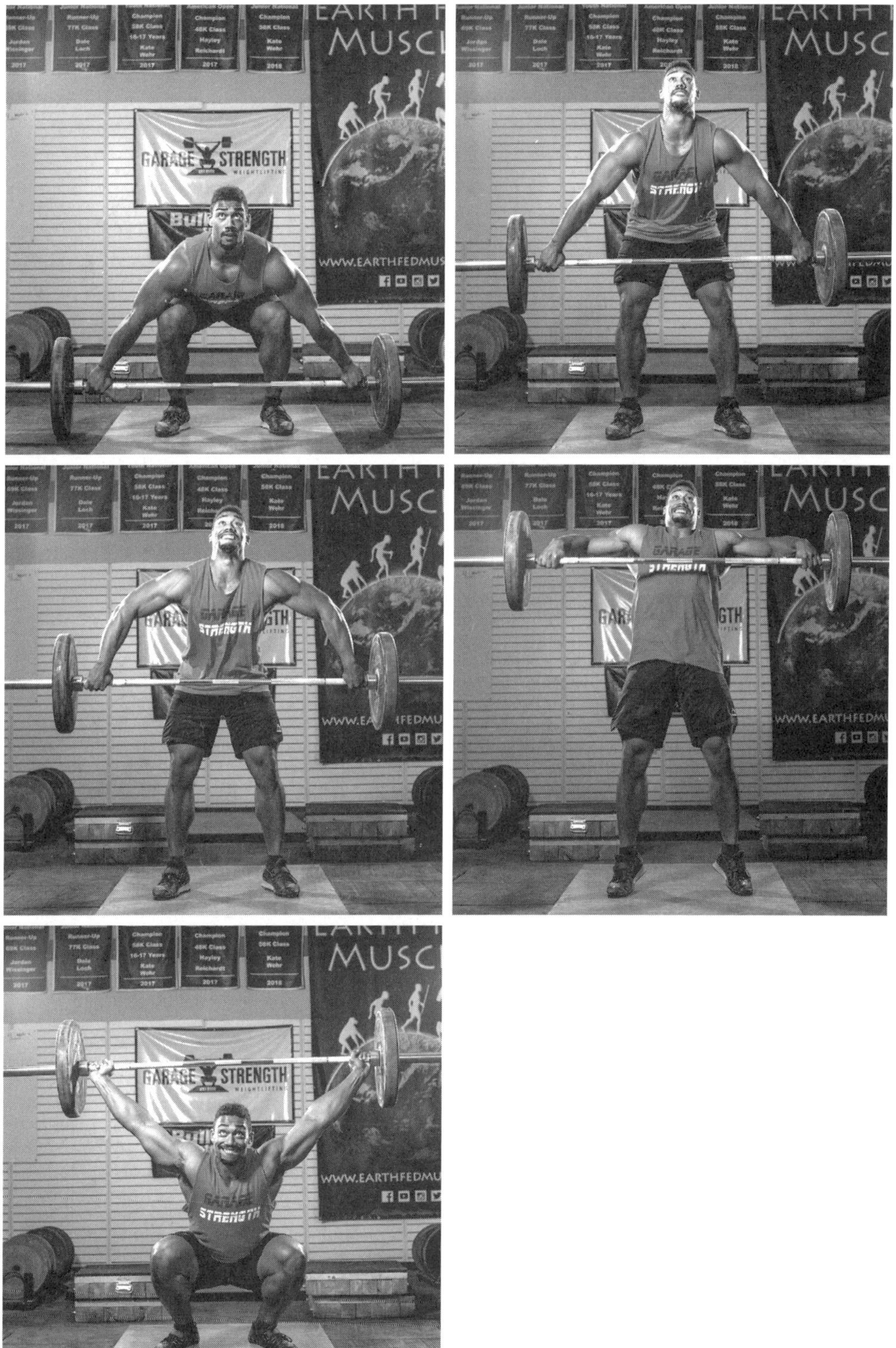

노 피트/노 브러시 스내치

- 바벨을 들어올리면서 빠르게 아래로 이동할 때 상체 역시 빠르게 움직인다.
- 전신을 적절히 활용해서 움직임을 만들어 내는 과정에서 발의 스트렝스가 쓰이는 것을 느껴야 한다.

육체적 전이

- 높은 스피드에서도 전신을 적절히 활용하게 된다(협응력).
- 상당한 집중력과 테크닉이 필요한 아주 어려운 리프팅 동작이다. 이 리프팅에서 학습하게 되는 운동 능력은 실제로 던지기에서도 활용되기 때문에 연결성이 높다.
- 상체의 마무리 동작이 던지기와 같다.
- 리프팅 동작에서 나오는 외회전은 어깨 기능도 개선할 수 있다.
- 아래 구간에서 멈추게 되면 가동성 개선에서 큰 효과가 있다. 리프팅 동작이 기술적으로 매우 힘들 때, 우리 뇌는 이 움직임을 학습하기 위해서 상당한 노력을 하기 때문에, 그 과정에서 우리 몸은 동작과 자세를 더 잘, 그리고 오랫동안 기억하게 된다.

정신적 전이

노 피트/노 브러시 스내치 역시 정신적 통제와 스트렝스 측면에서 던지기에 상당히 도움이 되는 동작이다. 일반적으로 던지기 선수들은 던지기 동작에서 점프를 많이 한다. 왜냐하면 점프를 하면서 공격적으로 몸을 사용하면서 힘을 쓰는 것처럼 느껴지기 때문이다. 그러나 실제로는 발이 바닥에서 떨어지면서 힘을 제대로 만들어낼 수 없기 때문에 오히려 퍼포먼스를 방해한다. 노 피트/노 브러시 스

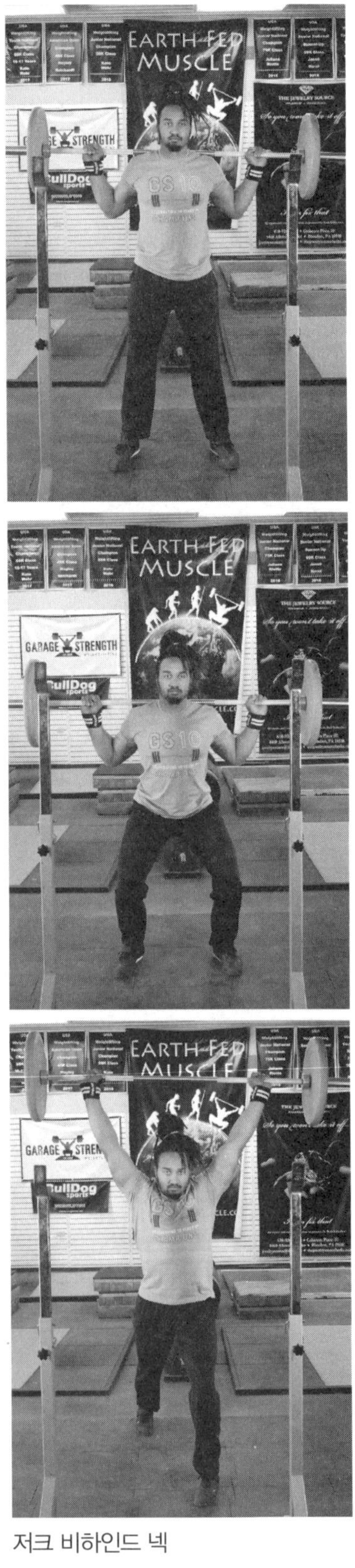

저크 비하인드 넥

내치 동작은 협응력 측면에서 머슬 스내치 실력을 더 높여주기도 한다. 인내심을 가지고 발이 바닥에 닿아 있는 상태에서 지면을 밀어주면서 캐치 동작을 이어가는 과정에서 더 빠르게 힘을 만들어내게 된다. 이렇게 적극적으로 인내심을 가지고 동작을 이어가는 것은 던지기에서 많은 도움이 된다.

보너스: 저크 비하인드 넥

지그문트 스말세즈Zygmunt Smalcerz는 2014~2016년까지 올림픽 트레이닝 센터에서 웨이트리프팅 코치로 시간을 보낸 뒤에, 던지기 훈련과 관련해서 유럽의 비밀을 몇 가지 나에게 알려줬다. 그는 몇몇 위대한 폴란드 던지기 선수들의 코치들과 친하며, 올림픽 챔피언 2회의 토마스 마제스키Tomasz Majewski로 받은 훈련 피드백에 대해서도 공유했다. 지그문트는 개인적으로 좋아하는 리프팅 동작이 하나 있는데 그 동작이 항상 그가 아주 강하고 빠르게 움직일 수 있도록 도와주었다고 확신했다. 훈련에 도움되는 리프팅 동작에 대한 질문을 받을 때마다 그가 추천한 최고의 동작은 바로 '비하인드 넥 저크'였다.

내가 이 리프팅 동작에 대해서 조심스럽고 '보너스' 동작으로 분류한 이유는 바로 대부분의 체육관은 제대로 된 저크 박스를 갖추고 있지 않기 때문이다. 저크 박스를 사용하지 않고 이 동작을 하면 척추에 큰 부담이 될 수 있다. 우리의 가라지 스트렝스Garage Strength 체육관의 던지기 선수들을 통해서 이 리프팅 동작이 얼마나 큰 도움이 되는지 증명했다. 하지만 다시 말하지만, 저크 동작 이후에 저크 박스에 바벨을 내려놓을 수 있는 환경에서 해야 성공적으로 훈련 효과를 경험할 수 있다.

바벨에 무게를 추가한 뒤에 등 위쪽 부분에 바벨을 위치시킨다. 그리고 클린 그립보다 살짝 넓게 잡는다. 바벨 등에 얹은 상태에서 일어선다. 그리고 견갑대, 삼각근 그리고 몸통 전체에 힘을 주고 견고한 상태를 만든다. 빠른 딥 동작을 위한 다리 동작을 준비를 한다. 견고한 자세로 움직임을 제대로 조절하면서 10cm 정도 딥을 하고 딥의 가장 아래 구간에서 빠르게 드라이브를 하면서 일어선다. 드라이브 동작을 하면서 완전히 다리를 펼 수 있도록 한다. 드라이브 동작을 하면서 바벨이 머리를 지나면서 다리를 앞뒤로 벌리면서 착지를 한다. 이때 파워를 만들어내기 던지기 동작에서 그러는 것처럼 많이 쓰는 다리를 뒤로 뻗는다. 던지기 동작처럼 뒤쪽 다리 무릎을 아래로 굽힌 상태에서 앞쪽 다리 무릎도 살짝 구부린다. 어깨를 견고한 상태를 유지하면서 앞쪽 다리부터 당겨온다.

동작을 할 때의 느낌과 목표

- 빠르게 움직이면서도 자세가 견고한 상태인지를 느껴본다.
- 안정적인 스플릿 자세를 유지한다.
- 강하게 발의 자세와 움직임을 조절하고 신경학적인 피드백을 받으면서도 견고한 몸통을 통해서 안정적인 상태가 유지되는지를 느껴본다.

육체적 전이

- 던지기 동작을 제대로 마무리할 수 있는지를 느끼는 데 도움이 될 수 있는 훌륭한 리프팅 동작이다.
- 코어 안정성에 좋다.
- 최대한 힘을 발휘하는 데 훌륭한 리프팅 동작이다.
- 몸을 최소한으로 움직이기 때문에 비교적 쉬운 리프팅 동작이지만 여전히 신경계에 강한 자극을 줄 수 있는 동작이다.

정신적 전이

바벨의 위치 측면에서 편안하지만, 무거운 무게를 활용한 폭발적인 움직임이다. 강하고 공격적인 신경계 자극을 유발할 수 있는 완벽한 리프팅 동작이다. 몸을 이용해서 효과적이고 기술적으로 적절한 방향으로 무게를 밀어낼 수 있는 이 동작은 던지기에 큰 도움이 된다. 왜냐하면 던지기 역시 스피드와 스트렝스를 활용하기 때문이다. 게다가, 비하인드 넥 저크의 스플릿 자세는 던지기의 프론트 포지션과 매우 유사하다. 앞쪽/뒤쪽 다리(많이 사용하는 다리) 모두 살짝 구부려줘야 한다는 것을 기억하자. 그래야 던지기의 마무리 동작에서 강한 자세가 나오는 데 도움이 될 수 있다.

던지기 주기화

던지기에서 고려해야 할 내용

거의 모든 던지기 선수들은 육체적으로 힘을 빠르게 만들어내는 부분에 노력을 쏟는다. 무산소 에너지와 폭발력이 합쳐지게 된다. 던지기 종목은 신체적인 특징의 영향을 받기 때문에, 던지기 선수 개개인의 특성을 분석하는 것이 중요하다. 다음 내용에 대해서 특히 관심을 가지도록 하자.

- 신장
- 다리 길이
- 팔 길이
- 원반던지기인지 포환던지기인지
- 스쿼트를 어떻게 하는지
- 푸시 프레스를 어떻게 하는지, 특히 어떻게 푸시 프레스를 마무리하는지
- 어깨가 어떻게 움직이는지
- 점프하는 방식(반응이 빠른지 혹은 느린지)
- 오버헤드 스쿼트를 어떻게 하는지

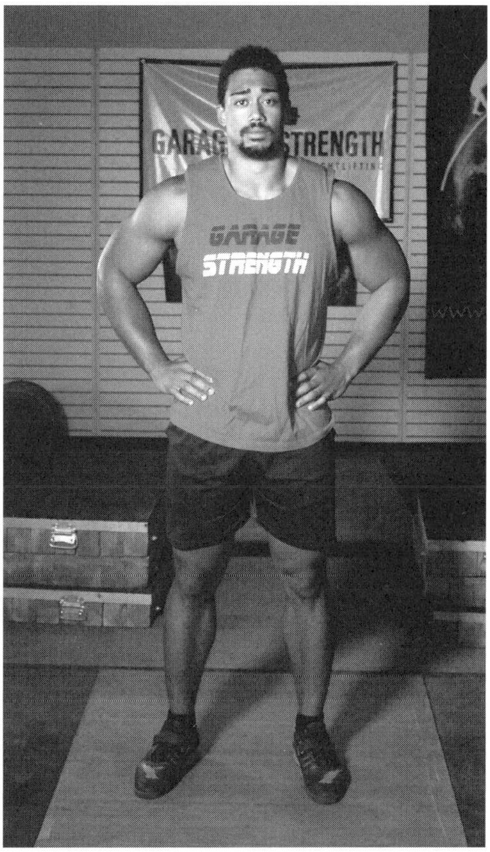

이 각각의 특성들은 던지기 선수가 훈련하는 방식에서 중요한 역할을 한다. 훈련 시작에 필요한 프로그램은 제공하지만 좀 더 구체적으로 자세히 알고 싶다면 『샷 풋: 심플 가이드 투 트레이닝Shot Put: A Simple Guide to Training』을 보기를 바란다.

생리학적으로, 던지기 선수들은 훈련에 영향을 주는 다음과 같은 내용을 어느 정도 가지고 있을 수 있다.

- 내회전
- 특정 움직임에서 급성 허리 통증
- 고관절이 뻣뻣함
- 광배근과 삼두근이 뻣뻣함
- 한쪽 측면을 유난히 많이 사용함(왜냐하면 던지기 선수들은 자신이 강한 쪽을 활용하기 때문)
- 폭발력이 아주 뛰어나고 강하다.

던지기 선수들은 전반적인 몸 상태가 강하고 튼튼하다. 던지기는 정신력이 중요한 스포츠이다. 그렇기 때문에 웨이트룸에서 훈련을 할 때도 정신력 훈련도 같이 해야 한다.

개인화된 훈련 프로그램을 진행하는 던지기 선수 분석

다음의 질문들은 모든 던지기 선수들의 훈련 프로그램에 영향을 준다. 일반적인 훈련에 관한 대답들도 있지만, 이외에도 솔직하고 훈련에 대한 구체적이고 섬세한 답변들이 훈련의 성과를 높일 수 있는 효과적인 시스템을 만들어낼 수 있다.

■ 일주일에 몇 번 던지기 훈련을 하는가?

대답: 5일
분석: 대부분의 던지기 선수들은 일주일에 5일 던지기 훈련을 한다. 다른 스포츠의 경우라면 스트렝스 훈련을 위해서 더 횟수를 제한할 것이다. 그러나 던지기 선수들은 회복이 빠르기 때문에 하루 2번의 훈련 세션을 며칠이라도 감당할 수 있다.

■ 던지기 선수들은 일주일에 몇 번 테크닉 훈련을 하는가?

대답: 테크닉 훈련 세션 3일, 좀 더 강도 높은 던지기 훈련 세션 2일 진행한다.
분석: 이렇게 하면 훈련 성과가 최상이 된다. 이상적으로는, 테크닉 세션보다 먼저 강도 높은 다리 리프팅 훈련, 상체 리프팅 훈련을 한다. 그리고 세 번째 테크닉 훈련 세션 전에 전신을 이용한 힘든 리프팅 훈련을 한다.

■ 추가적인 컨디셔닝 훈련에 대해서 코치가 관여하는가?

대답: 그렇다.

분석: 일주일에 2번 10~20m 스프린트 훈련을 한다. 이 정도면 훈련 후 회복에도 큰 문제가 없다. 이 정도 강도이면 동일한 날에 상체 훈련을 함께 병행할 수 있다.

■ 다른 훈련보다 우선해서 리프팅 훈련을 먼저 할 수도 있는가? 웨이트 트레이닝 훈련을 일주일에 몇 번 하는가?

대답: 가능하다. 일주일에 한 번 다른 운동보다 리프팅을 먼저 진행할 수 있다. 던지기 선수들은 매주 일주일에 5번 리프팅 훈련을 무난하게 감당할 수 있다.

분석: 일주일에 한 번은 강도 높은 리프팅 훈련을 다른 훈련보다 먼저 진행하며, 나머지 날은 웨이트 훈련장에서 훈련 목표에 맞게 변형해서 진행할 수 있다. 훈련 후에 피로한 상태에서도 테크닉 훈련을 진행하는 것은 던지기 선수들에게 상당히 유익할 수 있다.

■ 던지기 선수들은 어깨 관절이 얼마나 내회전되는가?

대답: 매우 그렇다.

분석: 대흉근을 스트레칭해줄 수 있는 가동성 훈련에 집중하자. 그리고 흉추를 더 활성화시킬 수 있도록 한다.

■ 던지기 선수들의 양측성 운동(벤치 프레스, 백 스쿼트, 프론트 스쿼트와 같은) 능력은 어느 정도 수준인가?

대답: 강하다.

분석: 대부분의 던지기 선수들은 성장하면서 미식축구 이력이 있거나, 여성이라면 배구 이력이 있다. 이런 스포츠들은 양발로 서서 훈련을 많이 하고, 시합에서도 양말을 이용한 움직임이 많다.

■ 던지기 선수들의 편측성 운동(덤벨 벤치, 상체를 이용한 슬레드 풀, 싱글 레그 스쿼트와 같은) 능력은 어느 정도 수준인가?

대답: 상체의 편측성 운동 능력은 평균 수준이며, 하체는 비교적 약한 편이다.

분석: 던지기 선수들의 하체 편측성 운동 능력은 고관절이 뻣뻣해서 감소되어 있다. 한 발로 선 상태에서 균형을 잡을 때 찝히는 현상이 있기도 하다. 게다가, 주로 한쪽 다리를 더 선호해서 사용한다. 그렇기 때문에 편측성 운동 능력을 개선하면 던지기 동작에서 더 폭발적인 회전이 가능하다.

■ 던지기 선수들의 풀링(당기는) 운동(풀업, 로프 크라이밍; 하체를 주로 이용한 데드리프트, 클린 풀, 스내치 풀) 능력은 어느 정도 수준인가?

대답: 하체는 매우 강하며, 상체는 약하다.

분석: 선수들은 어린 시절에 비교적 체중이 좀 무겁기 때문에 관련 훈련을 피하는 경우가 많아서 힘들어하는 것이다. 이런 약점을 보완하면, 던지기 선수들의 기록도 향상되면서 자신감도 올라갈 수 있다.

■ 던지기 선수들의 프레싱(미는) 운동(딥, 벤치 프레스, 인크라인 벤치 프레스) 능력은 어느 정도 수준인가?

대답: 매우 강하다.

분석: 던지기 코치들은 선수들에게 벤치 프레스, 푸시 프레스, 딥 그리고 덤벨 벤치 프레스를 자주 시킨다.

■ 던지기 선수들의 양측성 폭발력(클린, 스내치, 박스 점프, 허들 점프)은 어느 정도 수준인가?

대답: 좋다.

분석: 다시 말하지만, 미식축구 혹은 배구 운동 이력 때문에 양발 점프 훈련을 많이 했을 것이다. 던지기 선수들은 점프의 폭발력에 상당히 도움이 되는 파워 클린과 스쿼트가 뛰어나다. 던지기 선수들의 훈련에 있어서 핵심은 편측성 스트렝스, 양측성 스트렝스와 폭발력 간에 최적의 비율을 갖출 수 있도록 균형 있게 훈련하는 것이다.

■ 던지기 선수들의 편측성 폭발력(싱글 레그 점프, 점프 런지, 점프 스텝업)은 어느 정도 수준인가?

대답: 평균 수준이다

분석: 일반적으로 약하지는 않지만, 개선될 수 있는 여지가 많다. 특히 피로한 상태에서도 폭발력이 발휘될 수 있도록 훈련하는 것이 좋다.

- 던지기 선수들의 반응력(허들 점프, 박스 점프, 크랩 푸시업 등 이때 전이 단계에 집중한다)은 어느 정도 수준인가?

대답: 경우에 따라서 다르다.

분석: 훈련에 반응력과 관련된 스트렝스를 향상시킬 수 있는 훈련을 항상 포함시키는 것이 상당히 중요하다. 항상 이 부분에 집중을 하자. 반응력과 관련된 스트렝스가 향상된다면 던지기 선수들의 경기 상황에서의 움직임과, 속근Fast-twitch을 사용하는 능력이 상당히 좋아진다.

- 던지기 선수들은 적절한 단백질을 잘 챙기는가?

대답: 그렇다.

분석: 던지기 선수들은 영양적으로 잘 챙겨 먹는다. 좋은 단백질도 잘 챙긴다. 그러나 어떻게 영양을 잘 활용하고 지속적으로 유지해야 하는지에 대해서는 어려워한다.

- 수면 시간은 어떻게 되나?

대답: 8~10시간

분석: 선수들은 최소한 밤에 8시간의 수면 시간은 필요하다.

- 가동성 훈련을 진행하는가?

대답: 그렇지 않다.

분석: 가동성에 신경을 많이 써야 한다. 가동성 훈련을 준비 운동, 마무리 운동 그리고 실제로 가동성 훈련이 제대로 진행되고 있는지 확인해야 한다.

- 던지기 선수들의 회복은 빠른 편인가? 느린 편인가?

대답: 빠른 편이다.

분석: 그래서 던지기 선수들의 훈련량이 많은 것이다.

■ 훈련 프로그램 및 표

3일 훈련 프로그램 샘플

살펴보기

- Day 1: 다리
- Day 2: 상체
- Day 3: 플라이오메트릭Plyometric

Day 1 : 다리

상태: 정신적으로 강한 상태이며, 던지기 테크닉 훈련을 금방 마친 상태이다.
목표: 폭발력 스트렝스, 절대 다리 스트렝스를 향상시키고, 힘의 생성 속도와 가동성을 개선시키는 것을 목표로 한다.

운동	세트×개수
1A) 노 피트 파워 스내치 동작의 질에 집중한 훈련: 폭발적인 파워, 힘의 발달 속도 휴식: 1:20	4×3
2A) 노 피트 클린 동작의 질에 집중한 훈련: 폭발적인 스트레스, 힘의 생성 속도 휴식: 1:30	5×4
3A) 싱글 레그 스쿼트 동작의 질에 집중한 훈련: 편측성 스트렝스와 안정성 휴식: 1분 3B) 점프 스텝 업 동작의 질에 집중한 훈련: 편측성 스트렝스와 폭발력 휴식: 1:20	5×4/4 5×3/3

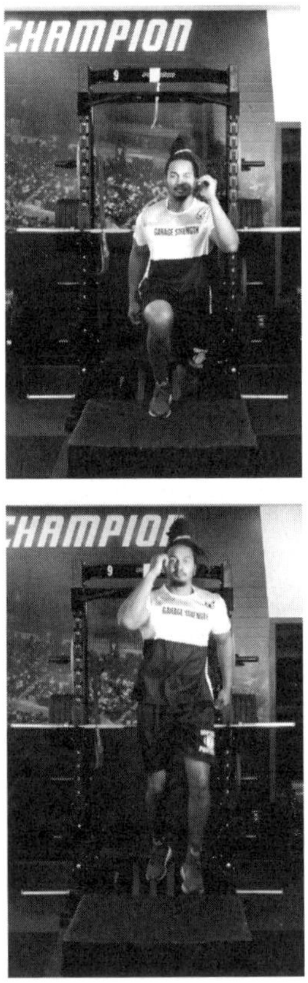

점프 스텝 업

Day 2: 상체

상태: 테크닉에 초점을 둔 던지기 훈련을 이미 한 상태이다. 정신적으로 괜찮은 상태이다.

목표: 상체의 스트렝스와 폭발력을 개선하는 것을 목표로 한다.

운동	세트×개수
1A) 비하인드 넥 푸시 프레스 동작의 질에 집중한 훈련: 폭발적인 던지기 마무리 동작 휴식: 1분	4×5
2A) 벤치 프레스 동작의 질에 집중한 훈련: 절대 스트렝스 휴식: 30초	4×5 1×5
2B) 덤벨을 이용한 외회전 움직임 동작의 질에 집중한 훈련: 구조적인 균형성 휴식: 1:20	5×8/8
3A) 하이 덤벨 인크라인 벤치 동작의 질에 집중한 훈련: 절대 스트렝스와 근비대 휴식: 20초	4×12
3B) 랫풀다운(흉골 윗부분까지만) 동작의 질에 집중한 훈련: 근비대 휴식: 20초	4×15
3C) 클랩 푸시업 동작의 질에 집중한 훈련: 폭발적인 파워 휴식:1분	4×10

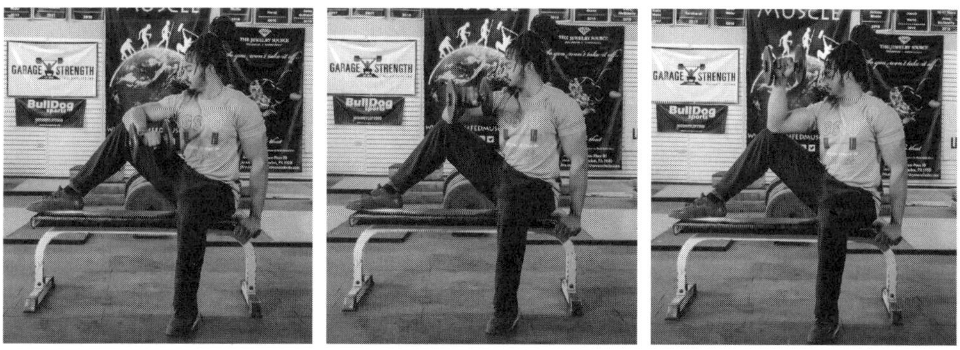

외회전

Day 3: 플라이오메트릭

상태: 피로한 상태이다. 방금 고강도 던지기 훈련 세션을 끝낸 상태이다.
목표: 반응력과 고유 수용성 감각을 개선하는 것을 목표로 한다.

운동	세트×개수
1A) 하이 행 파워 스내치 동작의 질에 집중한 훈련: 힘 생성 속도 휴식: OTM	7×3
2A) PVC 워크Walk 동작의 질에 집중한 훈련: 고유 수용성 감각과 균형성 2B) 적당한 높이의 빠른 반응에 집중한 박스 점프 동작의 질에 집중한 훈련: 반응력, 폭발력 휴식: 1:20	5세트×1분 5세트×4
3A) 한 발로 뛰기 동작의 질에 집중한 훈련: 편측성 폭발력 휴식: 30초 3B) 사이드 허들 점프Side Hurdle Hops 동작의 질에 집중한 훈련: 측면 폭발력 휴식: 30초 3C) 스킵 포 하이츠Skip for Height 동작의 질에 집중한 훈련: 일반적인 폭발력 휴식: 2분	4×5/5 4×4/4 4×3

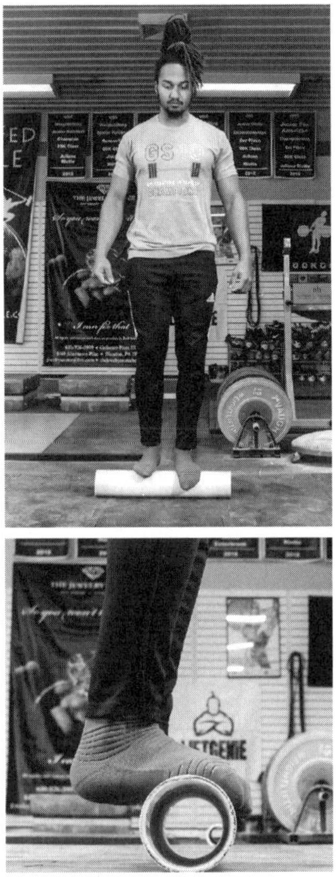
PVC 워크

훈련 설계 & 주기화

다음에 나오는 자료들은 당신, 선수 혹은 코치에게 1년 동안 사용할 수 있는 프로그램을 제공한다. 여기 나오는 자료는 야외 경기 시즌을 기준으로 한 것이다. 실내경기에 집중하고 있다면, 비슷한 전략을 사용하되 필요에 따라서 약간 조정을 할 수 있다. 실내경기에 적합한 1년 훈련 계획을 참고한다. 실내경기 준비를 하지 않는다면, 강도, 볼륨에 관해서 다음의 가이드라인을 따르면 된다. 항상 그렇듯이, 여기서 제시되는 훈련 프로그램은 최대한 안전하고 조심스럽게 사용되어야 하며, 효과적인 훈련에 대한 가장 성공적인 루틴은 스스로 훈련 전략에 대한 공부를 하는 것이며, 그러면서 적절한 시기에 그리고 올바른 과정을 거쳐서 최고의 성과를 낼 수 있도록 해주는 코치를 찾는 것이다.

훈련 프로그램을 사용할 때, 매크로사이클에서의 강도와 볼륨 수준에 우선 집중하자. 이 부분이 당신이 우선적으로 통제해야 하는 부분이다. 매크로사이클 안에서 마이크로사이클(하루 기반의)의 강도와 볼륨을 조절하자. 다시 말해서, 매크로사이클에서의 강도와 볼륨을 적절히 결정하는 것이 중요하며, 그 안에서 다시 강도와 볼륨을 조절한다.

1년 훈련 프로그램

1년 훈련 프로그램은 연맹 대회와 NCAA 챔피언십 대비를 한 내용이 포함되어 있다. 이상적인 상황에서는, 이 두 대회에 가까워지는 시점에만 레슬링 선수의 훈련 볼륨과 강도가 바뀌며, 경쟁이 치열한 대회를 준비할 때는 단기적인 훈련 조절을 한다. (1주일 특별 프로그램을 살펴보자.)

단계	월	강도*	볼륨
시작	7	중간 강도	고볼륨(7월 처음 반은 남은 볼륨)
	8	중간 강도	고볼륨
본격 준비	9	저강도	고볼륨
	10	저강도	고볼륨
실내경기 준비	11	고강도	저볼륨
	12	저강도	고볼륨
실내경기 시즌/퍼포먼스 발달	1	고강도	저볼륨
	2	저강도	고볼륨
시즌	3	고강도	저볼륨**
	4	중간 강도	고볼륨
	5	고강도	저볼륨
피크	6***	고강도	매우 낮은 볼륨

* 별도로 올림픽 리프팅 혹은 보디빌딩이라고 구체적으로 언급하지 않는다면, 강도와 볼륨은 리프팅과 던지기 프로그램에서의 강도와 볼륨을 말하는 것이다.

** 잠재적인 실내경기 피크

*** 야외 경기 시즌의 던지기 선수의 피크 시점은 일반적으로 6월 중순이다. 6월 초반에는, 볼륨을 낮춰서 낮은 볼륨, 매우 고강도 훈련에 집중한다. 다음 2주는 중간 정도의 무게와 낮은 볼륨으로 진행한다. 그러고 나서 피크 시기를 정한다.

1주일 훈련 프로그램

요일	일	월	화	수	목	금	토
던지기	테크닉 집중 훈련	고강도	저강도, 테크닉 집중 훈련	고강도	저강도, 테크닉 집중 훈련	저강도, 테크닉 집중 훈련	휴식
리프팅	리프팅 하지 않음	Day 1 다리	Day 2 상체, 고강도 (90%)	Day 3 프라이오메트릭 (70%, 최소 휴식)	추가적인 다리 운동*	추가적인 상체 운동*	

* 던지기 선수들은 회복이 빠르다. 주 5일 리프팅 훈련으로 꽉 채울 수 있다. 추가적인 이틀 리프팅 훈련은 스피드에 집중한 저강도로 진행한다. 구체적인 내용들은 『샷 풋: 심플 가이드 투 트레이닝』에서 확인할 수 있다.

1주일 특별 훈련 프로그램

이 프로그램은 경쟁이 치열한 시합이 다가왔을 때만 사용될 수 있다. 던지기 선수들은 시합이 다가왔을 때 지나치게 많이 휴식을 하면 퍼포먼스가 잘 나오지 않는다. 저강도로 적절히 리프팅과 던지기 훈련을 진행해서 실제 경기에서 빠르게 반응하고 좋은 움직임을 유지할 수 있도록 한다.

요일	일	월	화	수	목	금	토
던지기	테크닉 집중 훈련	매우 고강도	없음	테크닉 훈련 세션	고강도	휴식	대회
리프팅	Day 1 다리, 고강도 (90%)	Day 2 상체	액티브 리커버리를 위한 50% 볼륨의 플라이오메트릭	저강도 다리 훈련	저강도 상체		

CHAPTER 3

수영Swimming

가라지 스트렝스 체육관을 찾는 대부분의 수영 선수들은 나에게 이렇게 말하면서 대화를 시작한다. “저는 벌크업이 되기 싫어요.” “근육이 너무 많아져서 몸이 커지는 것을 원치 않아요.” 우리 코치들은 선수들에게 아주 간단한 질문을 한 가지 한다. “왜 남자들이 여자들보다 수영을 더 빠르게 할 수 있을까요? 근육이 더 많기 때문입니다.” 이런 질문을 선수들에게 하면 선수들의 태도가 바뀌면서 스트렝스가 얼마나 중요한지를 깨닫게 된다. 이 스트렝스는 적절한 훈련 방식과 코치들의 큐가 빠르고 적절히 상호작용될 때에만 향상될 수 있다.

올림픽 웨이트리프팅 스포츠의 경우를 살펴보면, 동일한 체급에서 수년에 걸쳐서 경쟁을 하다 보면 상대적 스트렝스가 상당히 향상되는 것을 확인할 수 있다. 이 부분을 고려한다면 수영에 구체화된 훈련과 생리학적 적응에 대한 이해도가 상당히 높아질 수 있다.

마지막으로, 올림픽 웨이트리프팅과 변형 동작을 활용하면 퍼포먼스 측면에서 상당히 효과를 볼 수 있다. 몇 초 단위의 기록이 아주 중요한 스포츠 선수들의 경우는, 리프팅 훈련을 통해서 다리로 지면을 더 빠르게 밀어주고 차줄 수 있는 능력을 갖추게 된다. 그러면서 폭발력이 증가한다. 이렇게 향상된 능력들이 실제 경기에 큰 도움이 된다.

수영 선수들을 위한 리프팅 동작

- 머슬 스내치Muscle Snatch
- 하이-버트 노 피트 스내치High-Butt No Feet Snatch
- 클린 위드 퍼즈 인 홀Clean with Pause in Hole
- 원 박스 노 피트 파워 스내치One Box No Feet Power Snatch
- 노 피트 파워 클린No Feet Power Clean

머슬 스내치

머슬 스내치는 스내치 동작을 익히는 과정에서 반드시 배워야 하는 동작이며, 힘을 만들어내는 훈련을 장기적으로 하는 데 있어서 배워야 하는 동작이기도 하다. 머슬 스내치의 시작 자세는 일반적인 스내치의 시작 자세와 완전히 동일하다. 머리부터 엉덩이까지 중립 상태로 정렬되고 엉덩이는 머리보다 약간 아래에 위치한다. 팔은 편안한 상태로 유지하고 광배근을 개입시키면서 등은 최대한 평평한 상태(약간 아치가 있다)를 만들어준다. 리프팅을 시작하면서, 무릎을 펴게 되고 가슴은 바벨을 살짝 넘어간다. 햄스트링은 완전히 길어지면서 사용된다. 여기서 일반적인 스내치와

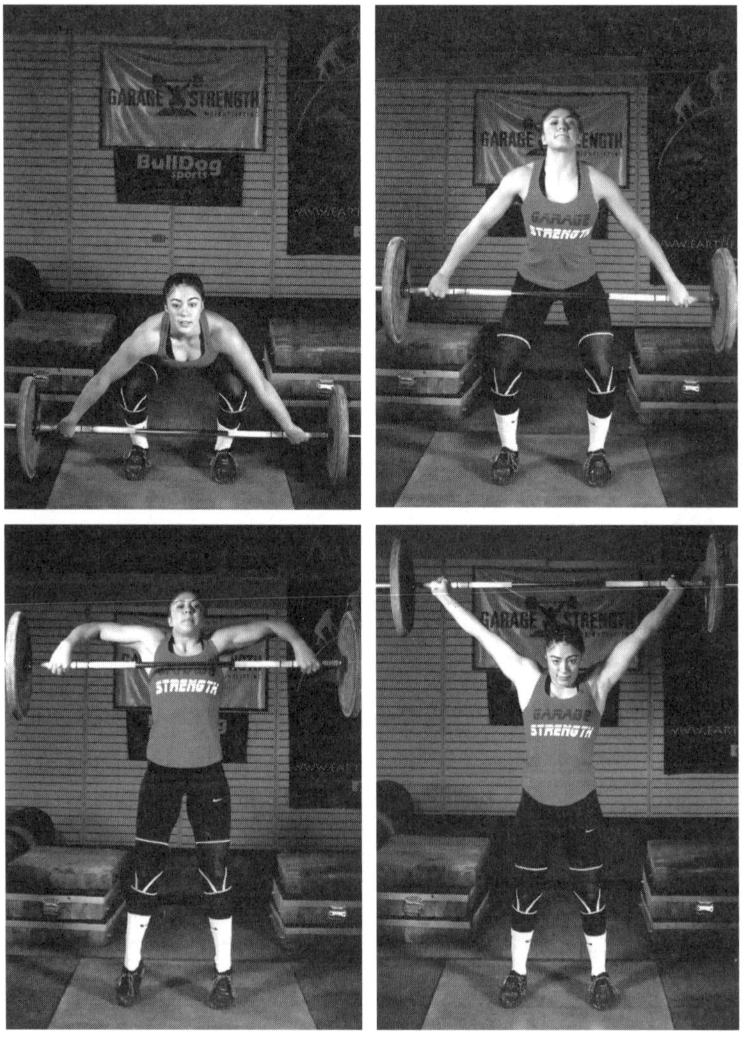

머슬 스내치

리프팅의 느낌이 달라진다. 가슴은 바벨 앞으로 넘어가 있으며, 무릎은 완전히 펴진 상태를 유지한다. 이때 상체를 이용해서 두 번째 풀 동작을 하게 된다. 뒤꿈치는 바닥에 닿아 있는 상태에서 승모근이 개입된다. 승모근을 이용해서 슈러그 동작을 하면서 햄스트링을 이용해서 관절을 펴게 된다. 이때 바벨과 몸이 접촉되지는 않는다. 몸을 길게 편 상태에서 동작을 마무리하면서 어깨 관절 근육을 활용해서 계속해서 힘을 만들어낸다. 그러면서 바벨이 회전하면서 올라가게 된다. 리시빙 자세에서 바벨이 멈추면서 오버헤드 자세를 만들게 될 때 뒤꿈치가 바닥에 다시 닿게 된다.

동작을 할 때의 느낌과 목표

- 풀 동작을 시작하면서 광배근을 활성화시킨다.
- 햄스트링이 개입되는 것을 느낀다.
- 발끝과 뒤꿈치로 바닥을 강하게 누르면서 힘을 만들어낸다. 그러면서 고유 수용성 감각이 향상된다.
- 승모근과 견갑대를 이용해서 바벨을 회전시키며 마무리 자세를 만들면서 양쪽 다리를 완전히 편다.

육체적 전이

수영 시합에서 출발선에서 빨리 출발하고 턴을 할 때 벽을 강하게 차는 것은 아주 중요한 부분이다. 머슬 스내치를 통해서 수영 선수는 몸을 길게 그리고 끝까지 펴면서 제대로 전신을 사용할 수 있는 방법을 배울 수 있다. 그러면서 힘을 최대한 길게 만들어낼 수 있다. 수영 선수는 자신의 햄스트링과 대퇴사두근을 적절히 함께 사용할 수 있는 방법을 배울 수 있으며, 그러면서 리프팅을 마무리하면서 적절한 타이밍에 몸통 근육을 동원할 수 있게 된다. 머슬 스내치에서 더 강한 등과 복부 근육을 만들면서, 선수는 물 속에서 최적의 자세를 유지하면서 퍼포먼스가 향상될 수 있다.

정신적 전이

- 출발선을 더 폭발적으로 출발할 수 있다.
- 턴을 할 때 벽을 더 강하게 밀어낼 수 있다.
- 몸통과 다리 근육 간의 협응력이 훨씬 좋아진다.
- 향상된 운동 조절 능력 때문에 자신감이 훨씬 증가해서 물속에서 더 공격적으로 힘을 만들어낼 수 있다.

하이-버트 노 피트 스내치

왜 하이-버트(엉덩이를 높은 든) 자세인가? 자유형, 평영, 접영을 준비하는 선수들의 출발선에서의 자세를 살펴보자. 앞으로 숙인 상태에서 엉덩이를 더 높이 든 상태에서 시작한다. 하이-버트 스내치는 이런 수영 선수의 시작 자세와 동일하다. 스내치를 할 때처럼 동일한 그립과 스탠스로 선다. 엉덩이 위치가 더 높기 때문에 광배근이 아주 많이 활성화되어야 하며, 허리가 매우 타이트한 느낌이 들어야 한다. 햄스트링도 완전히 부하가 걸려야 한다. 햄스트링을 우선으로 사용해서 고관절을 펴게 되면 몸통도 수직으로 움직이기 시작한다.

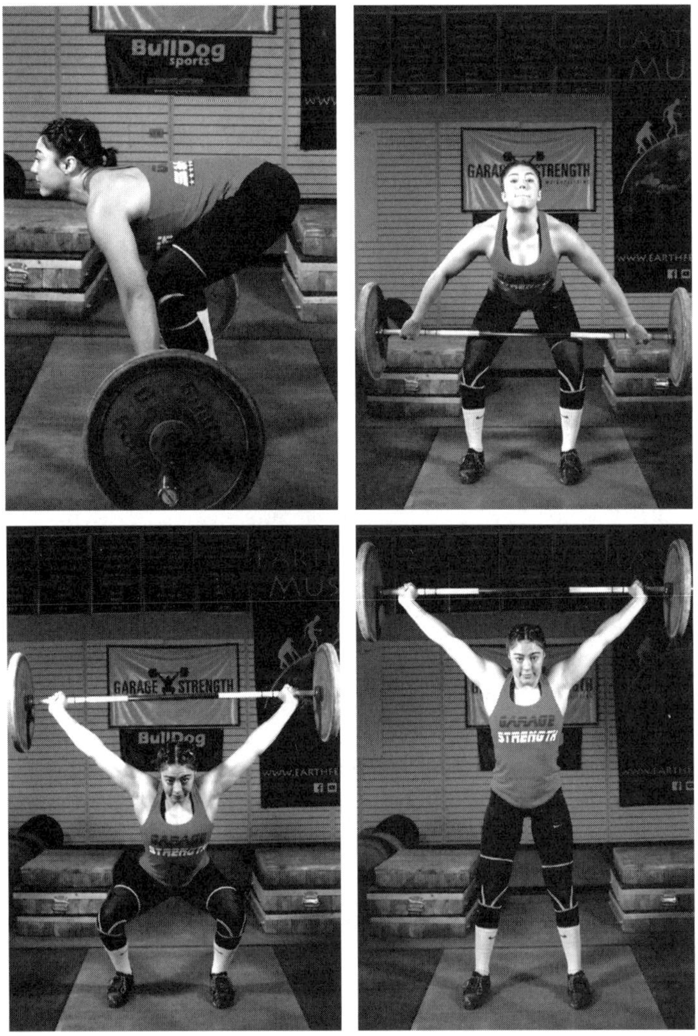

하이-버트 노 피트 스내치

바벨이 몸과의 접촉 지점에 도달하면서, 고관절이 수직으로 펴지게 된다. 캐치 포지션을 만드는 과정에서 바벨이 몸에 접촉되면서 뒤꿈치가 바닥에서 떨어지게 된다. 시작 자세에서의 동일한 스탠스로 자세를 낮추면서 캐치하게 된다. 안정적인 오버헤드 자세를 유지하면서 일어선다.

동작을 할 때의 느낌과 목표

- 광배근을 적극적으로 활성화시킨다.
- 햄스트링을 적극적으로 활성화시킨다.
- 허리를 활성화시키고 약간 신전시킨다.
- 승모근을 이용해서 슈러그 동작을 적극적으로 하면서 수직으로 몸을 완전히 펴도록 한다.
- 외회전시키면서 바벨을 들어올리고 아주 안정적인 오버헤드 자세를 만든다.
- 바벨을 빠르게 받고 일어선다.

육체적 전이

출발선 자세와 비슷한 자세로 중량을 활용해서 빠르게 움직이는 훈련은 출발선에서의 스피드와 벽을 밀면서 턴할 때의 스피드를 엄청나게 향상시킨다. 하이-버트 스내치 동작은 힘 생성, 어깨 안정성 그리고 배영을 시작할 때 벽을 강하게 차는 데 도움이 된다. 이런 부분들이 수영 선수들이 하이-버트 스내치 동작을 통해서 얻을 수 있는 엄청난 이점들이다. 향상된 협응력과 증가된 힘을 만들어내는 능력은 수영을 할 때도 엄청난 파워를 만들어낼 수 있도록 해준다.

정신적 전이

- 시작할 때 자신감이 더 높아진다.
- 벽을 찰 때 자신감이 더 높아진다.
- 수영을 할 때 더 많은 파워를 만드는 것에 대한 자신감이 더 높아진다.
- 서로 다른 신체 조건으로 인해서 차이가 발생하더라도 리프팅 훈련을 통해서 수영을 할 때 육체적으로 더 뛰어난 퍼포먼스가 가능해진다.

클린 위드 퍼즈 인 홀

신장-단축 주기Stretch Shortening Cycle가 발생하는 구간이 수영에서는 존재하지 않는다. 물이 에너지 저장을 거의 힘들게 만들기 때문에, 수영 선수들은 저장된 탄성 에너지가 없는 불안정한 자세에서 빠르게 힘을 만들어내야 한다. 그렇기 때문에 아래 구간에서 동작을 멈춘 클린이 효과적이라는 것이다. 클린 그립으로 바벨을 잡고 클린 풀 동작의 스탠스로 서도록 한다. 무릎을 뒤로 밀어내면서 리프팅을 시작한다. 팔을 길게 편 상태로 광배근과 허리 주위 근육을 개입시키도록 한다. 이때 견갑대는 후인시킨다. 바벨이 몸에 접촉된 이후에 바벨을 축으로 해서 팔꿈치를 빠르게 움직여서 캐칭 자세를 만든다. 몸통을 견고하게 만든 상태로 강하게 힘을 주면서 다리로 지면을 밀어준다. 이때 발생한 힘을 흡수하면서 살짝 앉은 상태에서 1~2초 버틴다. 수직으로 곧게 세운 견고한 상체를 만든 상태에서 동작을 멈춘 후에, 어떤 반동도 없이 그대로 일어선다. 이 동작은 배영 시작 자세 혹은 턴을 할 때의 벽을 밀어내는 동작과 비슷하다.

동작을 할 때의 느낌과 목표

- 풀 동작을 하면서 바벨을 바닥에서 들어올리면서 광배근과 등을 활성화시킨다.
- 몸통을 견고하게 만든 상태로 햄스트링을 개입시킨다.
- 햄스트링 부하가 걸린 상태에서 고관절을 완전히 펴면서 바벨이 몸에 접촉된다.
- 팔꿈치를 바벨을 축으로 돌리며, 힘을 효과적으로 흡수하기 위해서 캐칭 자세에서 몸통을 단단하게 만들어준다.
- 바벨을 빠르게 받고 일어선다.

육체적 전이

무거운 무게를 빠르게 움직이는 훈련은 많은 스포츠에서 중요하다. 수영에서의 느낌을 최대한 비슷하게 하기 위해서 수영 선수에게도 무게를 빠르게 움직이는 훈련은 중요하다. 물이 움직임을 둔하게 만들고, 고유 수용성 감각을 감소시킨다. 그리고 관절과 근육 전체에 걸쳐서 저장된 에너지량을 감소시키게 된다. 기존 클린 동작을 변형하면서, 수영 선수들은 벽과 출발선을 밀어내면서 빠르게 가속시키는 방법과 협응력 그리고 몸통 스트렝스를 향상시킬 수 있다. 몸통의 안정성과 협응력을 개선하면, 수영을 할 때 다리로 킥을 할 때 훨씬 더 큰 힘을 만들어낼 수 있다.

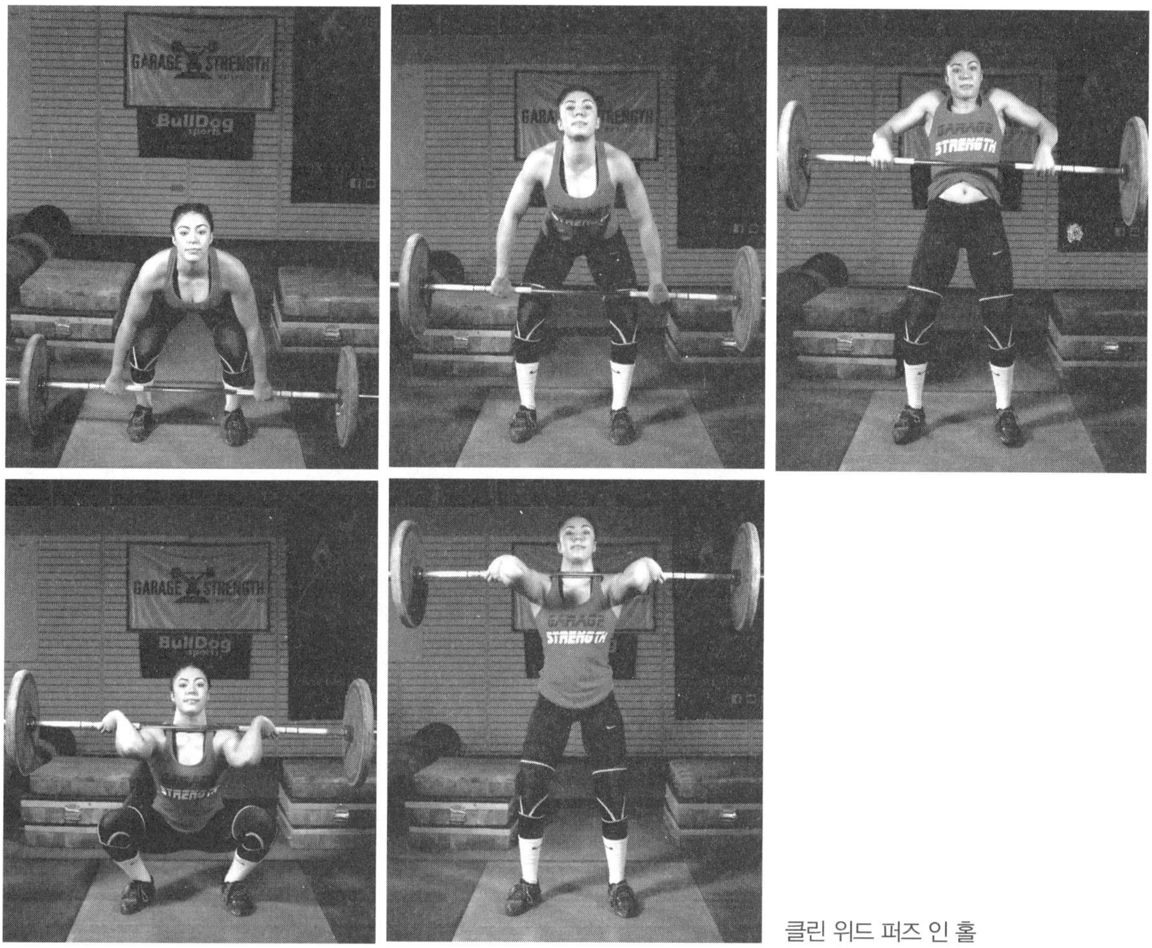

클린 위드 퍼즈 인 홀

정신적 전이

수영 선수들은 스트렝스가 향상되었을 때 그 느낌을 매우 빠르게 느낄 수 있다. 수영을 할 때 발로 스트로크Stroke를 할 때 어느 정도 힘이 나오는지 바로 느낄 수 있기 때문에 훈련을 통해서 자신의 스트렝스가 향상된 것을 바로 아는 것이다. 선수들은 다리와 상체에서 훨씬 더 큰 힘이 나오기 때문에 이전보다 실제 스트로크 수가 더 줄어드는 것이다. 배영과 접영을 할 때 안정적인 자세를 유지하는 것이 더 쉬워지기 때문에 에너지 사용이 더 줄어든다는 것을 알게 된다. 클린에서 동작을 멈추는 것과 같은 훈련을 통해서 수영할 때 벽을 찰 때의 스피드와 파워가 바로 향상된다. 그러면서 퍼포먼스 역시 훨씬 더 향상되는 것이다.

원 박스 노 피트 파워 스내치

대략 15cm 높이의 박스를 사용한다. 선수들마다 신체 비율이 다르니 정강이 길이를 활용해서 높이를 설정할 수 있다. 바닥에서 대략 15cm 정도 바벨이 떨어진 상태에서 리프팅을 시작하면 시작 자세에서 허리에 대한 스트레스가 줄어든다. 이 위치에서 동작을 진행하면서 빠른 스피드를 만들어낼 수 있다. 리프팅을 시작할 때 무릎은 약간 뒤쪽에 있는데 이것은 수영에서 출발 지점을 밀어낼 때 앞발과 비슷하다. 스내치 그립으로 바벨을 잡고 햄스트링을 개입시킨다. 그리고 광배근은 활성화시킨다. 부하가 걸린 햄스트링을 사용하면 몸통이 수직으로 이동하게 된다.

동작을 할 때의 느낌과 목표

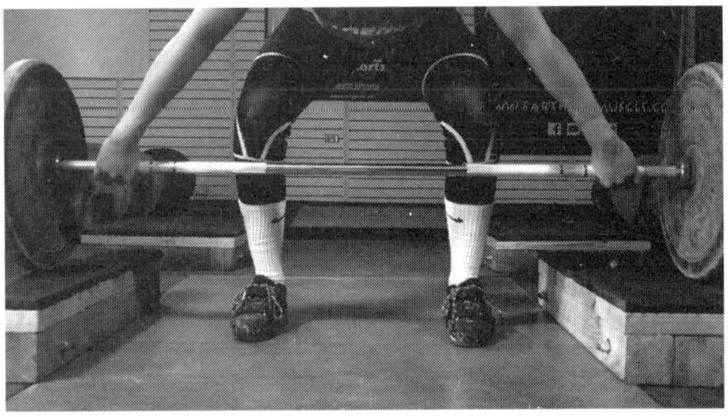

원 박스 노 피트 파워 스내치 시작 자세에서의 바벨의 높이

- 무릎이 뒤로 이동해 있으며, 햄스트림이 개입되어 있다.
- 광배근을 활성화시켜서 바벨을 단단하게 고정시킨다.
- 바벨이 이동하면서 몸과 접촉될 때 허리는 신전되어 있고 몸통은 견고한 상태이다.
- 몸통은 수직으로 곧게 세운 상태를 유지한 상태에서 고관절이 신전된다.
- 햄스트링과 대퇴사두근은 협응해서 사용된다.
- 바벨이 엉덩이를 지나 외회전을 통해서 위로 올라간다. 이렇게 캐치 포지션을 만들 때 뒤꿈치가 바닥에 다시 닿게 된다.

육체적 전이

절대 스트렝스가 향상되는 것은 항상 도움이 된다. 그러나 적절한 테크닉 패턴을 활용한 스피드 중심의 움직임에 집중하면 힘 생성 속도가 더 빨라지고, 더 많은 파워를 만들어낼 수 있다. 박스를 이용해서 노 피트 파워 스내치를 하면 일반적으로 전체적인 스트레스를 줄이면서 더 많은 스피드와 신속한 움직임 조절 능력 향상에 도움이 된다. 이런 스피드에 집중한 훈련은 움직임을 적절히 통제한 상태에서 최대한 빠르게 몸을 움직일 수 있도록 가르쳐준다. 이 부분은 수영에 아주 중요한 부분이다.

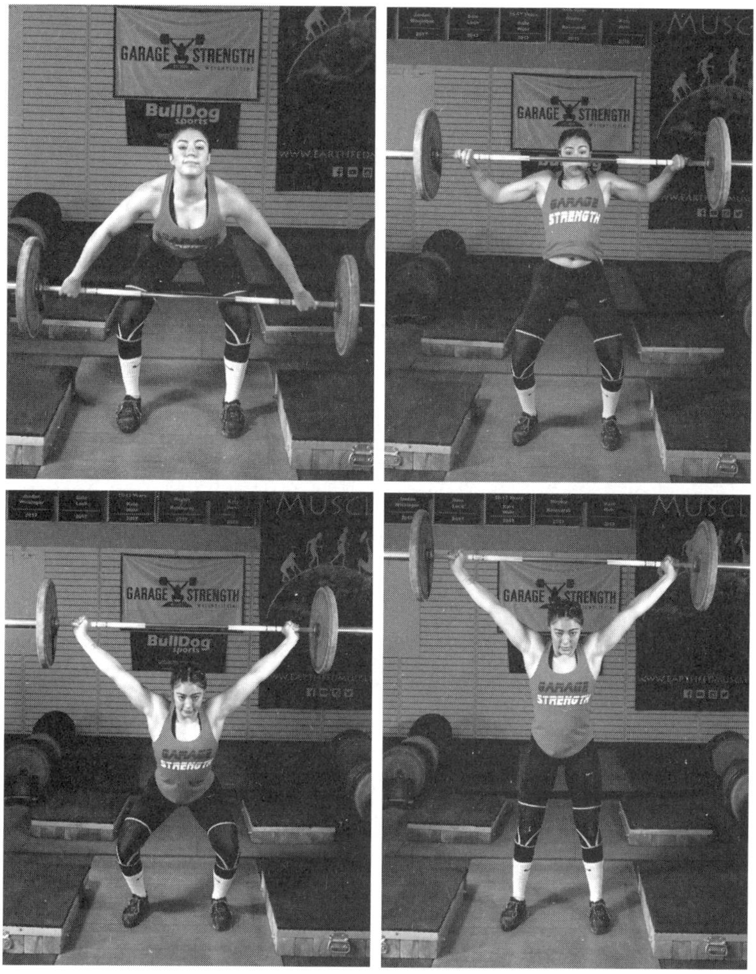

원 박스 노 피트 파워 스내치

정신적 전이

대략 15cm 박스를 활용한 힘을 빠르게 만들어내게끔 만드는 훈련은 선수로 하여금 더 강하고 폭발적이라고 느낄 수 있을 만큼 도움이 된다. 훈련을 할 때 발이 바닥에 닿아 있는 상태를 유지하면 고유 수용성 감각이 더 발달하고 협응력이 더 발달하게 된다. 물이 아닌 육지에서 선수들이 훈련을 할 때는 자신의 체중에 대한 느낌이 물에서와는 많이 다르기 때문에 자신감을 잃는 경우가 가끔씩 있다. 그런데 바닥에 발이 닿은 상태에서 훈련을 하면 실제로 자신이 만들어내는 힘과 그 힘을 조절하는 느낌을 더 잘 받을 수 있다. 이런 훈련을 통해서 수영에서 출발이 더 좋아지며, 더 강력하게 발을 물속에서 찰 수 있게 된다. 그리고 전신을 적절히 함께 사용할 수 있는 능력이 더 좋아지게 된다.

노 피트 파워 클린

노 피트 파워 클린은 수영에 도움이 되는 또 다른 훌륭한 동작이며, 코어 스트렝스를 향상시키고 적절한 몸통의 안정성을 유지하면서도 빠르게 힘을 생성하는 것을 도와준다. 클린 그립으로 바벨을 잡고 양발은 프론트 스쿼트 스탠스로 벌린다. 풀 자세보다 양발의 스탠스는 약간 더 넓다. 파워 클린이니 리프팅 동작은 빠르지만, 파워 스내치만큼 빠르지는 않다. 바벨을 단단히 고정하기 위해서 광배근을 적극으로 활성화시키며, 바벨이 바닥에서 떨어지면서 무릎은 뒤로 이동한다. 바벨이 무릎을 지나면서, 고관절 주위에서 접촉이 되기 전까지 팔을 길게 편 상태를 유지한다. 바벨이 접촉된 이후에 바벨을 축으로 팔꿈치를 빠르게 회전시켜서 캐치 포지션을 만든다. 바벨을 캐치하는 순간에 캐치에 적절한 자세를 만들기 위해서 흉추를 신전시킨 상태에서 몸통을 아주 강하게 만들어준다.

동작을 할 때의 느낌과 목표

- 광배근을 적극적으로 개입시켜서 활성화시킨다.
- 햄스트링을 개입시킨다.
- 몸통을 견고하게 만들고, 복부에 힘을 주고 허리는 신전시킨다.
- 수직으로 바벨을 들어올리면서 고관절에 바벨이 접촉된다.
- 슈러그 동작을 하면서 몸을 길게 편다.
- 팔꿈치를 바벨을 축으로 빠르게 돌리면서 바벨을 캐치할 때 발생하는 힘을 적절히 흡수한다.

육체적 전이

노 피트 파워 클린은 수영 훈련에 활용하기에 아주 좋은 움직임이다. 이 동작을 통해서 선수는 테크닉에 더 집중할 수 있게 되며, 운동에 활용되는 다양한 근육들을 함께 사용하기 위한 마인드-머슬 커넥션Mind-Muscle Connection(훈련에 더 집중할 수 있는 마인드)에 집중할 수 있다. 고관절 신전에 크게 기여하는 햄스트링이 활성화되어서 개입된다. 이 부분은 출발선에서 출발할 때, 그리고 수영할 때 발을 차는 데 있어서 상당히 중요하다. 발이 바닥에 닿은 상태에서 풀 동작을 길게 하면 선수가 몸을 완전히 펼 수 있는 방법과 이때 발생하는 힘을 사용할 수 있는 방법을 배우는 데 도움이 된다. 이 과정에서 무릎과 고관절의 신전근이 발달된다. 마지막으로, 파워 클린에서 발생하는 힘을 흡수하는 과정에서 코어 스트렝스가 개선되며, 이 능력이 수영의 스트로크에서 활용된다.

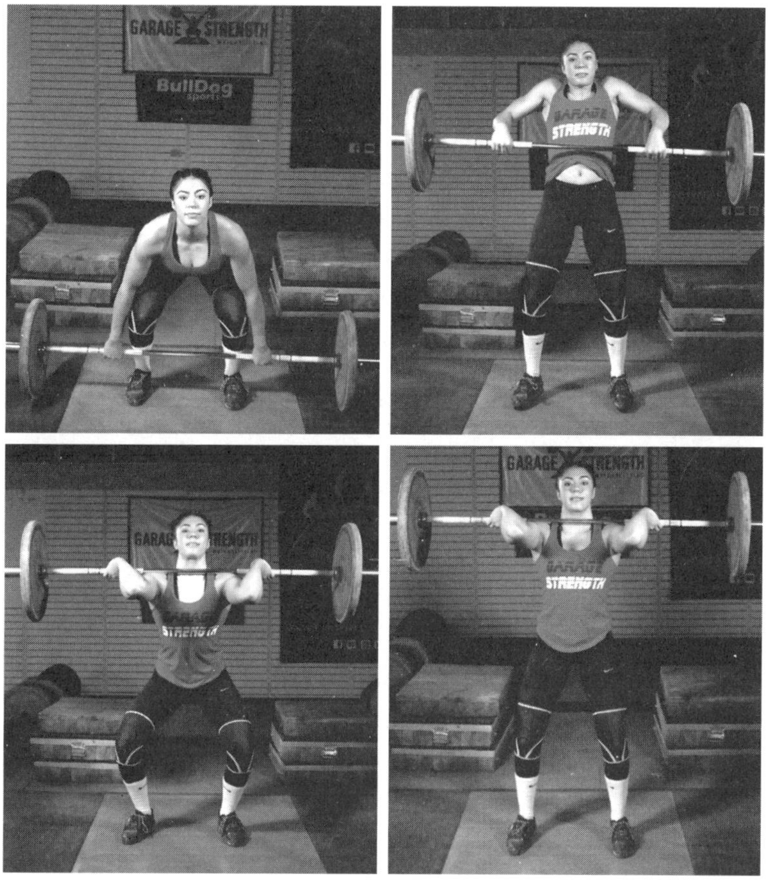

노 피트 파워 클린

정신적 전이

노 피트 파워 클린은 무거운 중량을 이용한 스피드 기반의 움직임이다. 그래서 이 훈련을 통해서 단순히 더 강해지는 것뿐만 아니라, 턴을 하면서 벽을 더 폭발적으로 빠르게 밀어낼 수 있게 되면서 수영에 대한 상당한 자신감을 얻을 수 있다. 이 협응력과 스트렝스가 선수들의 다양한 근육을 적절히 함께 사용할 수 있게 도와주며, 수영장에서의 엄청난 정신적 스트렝스와 자신감을 갖게 해준다.

■ 수영 주기화

수영에서 고려해야 할 내용

수영 선수들은 독특한 운동 능력을 요구하는 강도 높은 훈련을 하는 선수들이다. 지구력, 폭발력 그리고 유연성 모든 능력이 함께 어우러져 수영 선수의 생리학적인 측면의 기초가 된다. 안타깝게도, 요즘 웨이트 트레이닝 훈련을 하는 선수들이 많지 않다. 균형성을 향상시키고, 부상을 방지하고, 귀중한 몇 초라도 기록 단축시킬 수 있는 훈련을 하지 않는 것이다. 테크닉 수준이 동등한 두 선수가 경쟁을 하고 있다고 생각해보자. 그리고 이 중 한 명은 일주일에 몇 번씩 바벨을 이용한 훈련을 하면서 스쿼트 자세에서 폭발적인 힘을 내면서 몸을 펴는 연습을 한 것이다. 이 선수는 출발선에서 그리고 턴을 할 때 다른 선수가 따라오지 못할 정도의 강도로 다리를 사용할 수 있을 것이다. 여기서 발생하는 몇 초의 차이가 승리와 패배를 결정짓게 된다. 게다가 훈련을 통해서, 몸통과 어깨를 함께 사용하는 법을 배우게 되면서 견갑대의 안정성과 전체적인 몸의 협응력이 좋아지는 것을 직접 경험하게 될 것이다.

생리학적으로 수영 선수들은 다음과 같은 요인들을 가지고 있는 경우도 있으며, 훈련에 영향을 주기도 한다.

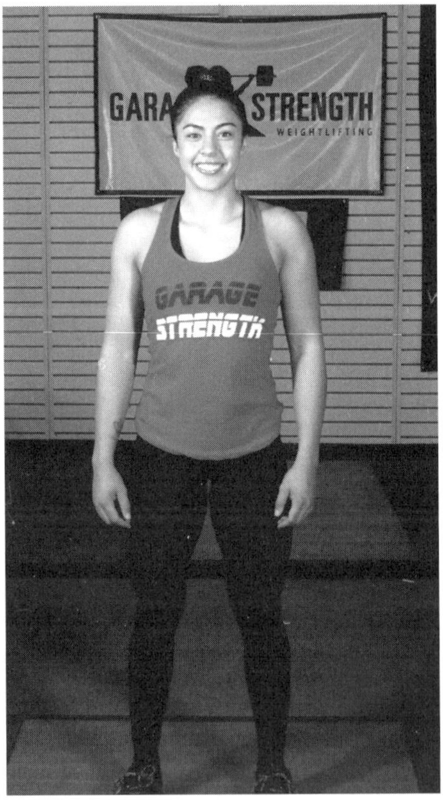

- 수영장에 있는 시간이 많아서 보통 협응력과 고유 수용성 감각이 부족하다.
- 매우 유연하다.
- 견갑대에 불균형이 있다.
- 매번 일정하지 않다.

수영 선수들은 원래 멘탈이 강하다. 그들은 외부로부터의 특별한 자극이 없어도 자신의 스포츠에 오랫동안 집중할 수 있다. 이런 습관은 리프팅 훈련에도 직접적으로 영향을 준다. 지구력을 바탕으로 한 선수이지만, 일반적으로 스트렝스 훈련에도 상당히 적응을 잘한다. 게다가 그들은 끊임없이 몸을 움직이기 때문에, 상당한 볼륨의 훈련을 해도 빨리 회복되는 편이다.

개인화된 훈련 프로그램을 진행하는 수영 선수 분석

다음의 모든 질문들은 수영 선수 훈련 주기화에 영향을 준다. 일반적인 내용들뿐만 아니라 구체적이고 개인화된 내용들도 포함되어 있기 때문에, 효과적인 시스템을 만드는 데 큰 도움이 될 것이다.

- 일주일에 몇 번을 매트에서, 수영장에서 수영 훈련을 하는가?

  대답: 일주일에 5~6일 정도하며, 웨이트룸에서 3일 정도 훈련한다.
  분석: 수영 선수들은 고볼륨으로 훈련하는 데 익숙하다. 스트렝스 훈련을 최소한 3일은 한다.

- 수영 선수들은 테크닉 훈련을 일주일에 몇 번 정도 진행하는가?

  대답: 1~2일은 스트로크 훈련을 하며, 나머지는 높은 훈련량을 소화한다.
  분석: 수영 선수들은 그들의 높은 훈련량을 감당할 정도로 체력이 좋다. 이 부분을 잘 활용하자.

- 수영 코치가 추가적인 컨디셔닝 훈련에 대해서도 관여하는가?

  대답: 그렇다.
  분석: 일반적으로 수영 코치는 컨디셔닝 훈련에 대해서 엄격한 편은 아니다. 선수들에게 시키기는 하지만 강요하는 편은 아니다.

- 다른 훈련보다 우선적으로 리프팅 훈련을 진행하는가?

  대답: 그렇다. 일주일에 한 번 일요일에 진행한다.
  분석: 가장 강도 높은 하체 리프팅 훈련을 일주일에 첫 번째 리프팅 훈련으로 진행하며, 나머지 이틀은 좀 더 낮은 강도로 진행한다.

- 수영 선수들은 어깨 관절이 얼마나 내회전되는가?

  대답: 매우 그렇다.
  분석: 수영 선수는 내회전이 아니라 유연성 자체를 신경 써야 한다. 선수들

의 가동성은 결국 리프팅 훈련에 영향을 주게 된다.

■ 수영 선수들의 양측성 운동 능력(벤치 프레스, 백 스쿼트, 프론트 스쿼트와 같은)은 어느 정도 수준인가?

대답: 평균 수준이다.

분석: 출발 지점과 벽을 다리로 미는 동작들 때문에 양측성 운동 능력이 발달한다. 수영 특성상 상대적인 폭발력도 결과적으로 향상된다.

■ 수영 선수들의 편측성 운동 능력(덤벨 벤치, 상체를 이용한 슬레드 풀, 싱글 레그 스쿼트와 같은)은 어느 정도 수준인가?

대답: 약하다.

분석: 수영 선수들은 편측성 성격의 훈련을 하지 않다 보니 약하다. 하지만 편측성 운동 능력이 향상되면 물에서 발을 차는 능력도 향상될 수 있다.

■ 수영 선수들의 풀링 운동 능력(풀업, 로프 크라이밍)은 어느 정도 수준인가?

대답: 바닥에서 무엇인가를 당기는 동작은 괜찮다.

분석: 수영 선수들 중에서 종종 풀업 동작이 강한 경우도 있다. 일주일에 3~4일 정도의 훈련으로도, 여성 수영 선수들은 큰 문제없이 풀업을 하는 경우도 있다. 이런 경우는 다른 스포츠에서도 흔하지는 않다.

■ 수영 선수들의 프레싱 운동 능력(딥, 벤치 프레스, 인크라인 벤치 프레스)은 어느 정도 수준인가?

대답: 약하다.

분석: 프레싱 스트렝스는 흉근 스트렝스가 향상되어야 한다. 이 부분은 특히 접영 그리고 평영에 중요한 부분이다. 그러면 스트로크를 통한 파워를 만들어내는 능력이 향상된다.

■ 수영 선수들의 양측성 폭발력(클린, 스내치, 박스 점프, 허들 점프)은 어느 정도 수준인가?

대답: 좋다.

분석: 수영 선수들은 이 부분에 있어서 기초가 탄탄하다. 이 능력을 바탕으로 출발할 때와 턴을 할 때 벽을 강하게 밀어낼 수 있는 것이다. 스쿼트 아래 구간에서 지면을 밀어내면서 일어서는 동작과 박스 점프를 연습하면 턴을

할 때 벽을 밀어내는 힘이 강해지면서 몇 초의 기록 단축에도 유리하다.

■ 수영 선수들의 편측성 폭발력(싱글 레그 점프, 점프 런지, 점프 스텝업)은 어느 정도 수준인가?

대답: 약하다.

분석: 편측성 폭발력이 좋아지면 모든 킥 움직임에서 더 많은 파워를 만들어 낼 수 있다.

■ 수영 선수들의 반응력(허들 점프, 박스 점프, 크랩 푸시업 등 이때 전이 단계에 집중한다)은 어느 정도 수준인가?

대답: 약하다.

분석: 반응력이 뛰어나다는 것은 출발 지점에서 그리고 턴을 할 때 훨씬 더 빠르다는 것을 의미한다. 여기서 발생하는 몇 초의 차이가 선수에게 큰 이점이 된다.

■ 수영 선수들은 적절한 단백질을 잘 챙기는가?

대답: 그렇다.

분석: 수영 선수들의 영양 상태는 극단적인 경우가 많다. 매우 좋거나 엉망이거나. 적절한 영양을 챙기는 것은 회복력을 향상시키고 리프팅 움직임의 질을 높여줄 수 있다.

■ 수면 시간은 어떻게 되나?

대답: 8시간

분석: 선수들은 높은 훈련량 때문에 최소한 밤에 8~10시간의 수면 시간은 필요하다.

■ 가동성 훈련을 진행하는가?

대답: 그렇다.

분석: 수영 선수들은 선천적으로 가동성이 좋다. 가동성 훈련을 준비 운동이나 본 훈련에 포함시킬 수 있는 방법에 대해서 코치와 이야기를 나눠보고 최종 결정한다. 어깨 안정성, 코어 그리고 복부 훈련을 하자. 수영을 할 때의 적절한 자세 유지를 위해서 몸통 안정화 훈련은 필수적이다.

- 수영 선수들의 회복은 빠른 편인가? 느린 편인가?

  대답: 빠른 편이다.

  분석: 성장할 준비를 하자.

■ 훈련 프로그램 및 표

3일 훈련 프로그램 샘플

살펴보기

- Day 1: 다리
- Day 2: 상체
- Day 3: 전신

Day 1: 다리

상태: 다리 피로도는 없는 상태이다. 다른 훈련은 없다.

목표: 절대 스트렝스와 반응력을 키우는 것을 목표로 한다.

운동	세트×개수
1A) 하이-버트 스내치 동작의 질에 집중한 훈련: 폭발적인 스트렝스, 몸통과 햄스트링에 걸친 협응력 휴식: 1:20	5×3
2A) 클린/퍼즈 인 더 홀/업 패스트Up Fast 동작의 질에 집중한 훈련: 스트렝스, 폭발력 그리고 스쿼트를 하고 일어서는 파워 휴식: 1:30(2reps로 진행하는 세트) 휴식1:00(1resp로 진행하는 세트)	4×2 3×1
3A) 싱글 레그 스쿼트 동작의 질에 집중한 훈련: 한 발 킥 동작과 안정성을 위한 편측성 스트렝스 휴식: 30초	4×6/6
3B) 프라울러 백워드*Prowler Backward 동작의 질에 집중한 훈련: 등의 절대 스트렝스와 파워에 집중한 훈련이다. 휴식: 1:30	4×30m
4A) 아이언클래드 복부 운동Ironklad Abs 동작의 질에 집중한 훈련: 복부 집중 공략 휴식: 1:30	3×15

* 수영 선수에게 프라울러 동작보다 더 큰 효과를 가져다줄 수 있는 운동은 없다. 그러나 프라울러 기구가 없다면, 고블릿 자세로 덤벨을 잡은 상태에서 한쪽 다리당 30개씩 뒤로 런지를 진행하면 된다.

Day 2: 상체

상태: 잠재적으로 피로한 상태이지만, 상체는 그렇지 않다.

목표: 어깨의 협응력과 안정성을 키워서 스트로크 파워를 향상시키는 것을 목표로 한다.

운동	세트×개수
1A) 머슬 스내치 동작의 질에 집중한 훈련: 전신의 협응력과 스트렝스 휴식: 1:30	4×4
2A) 풀업 동작의 질에 집중한 훈련: 절대 스트렝스, 관절 안정성 증가 휴식: 30초 2B) 뉴트럴 그립 덤벨 벤치 동작의 질에 집중한 훈련: 절대 스트렝스, 편측성 상체 스트렝스, 근비대 휴식: 1:30	4×5 1×10 4×12 1×20
3A) 뉴트럴 그립 풀업 동작의 질에 집중한 훈련: 관절 안정성 증가, 어깨와 등의 스트렝스 증가 휴식: 30초 3B) 미라클 그로Miracle Gro 동작의 질에 집중한 훈련: 삼두근과 어깨 스트렝스, 스트렝스 인듀어런스 휴식: 1분	4×5 4×12

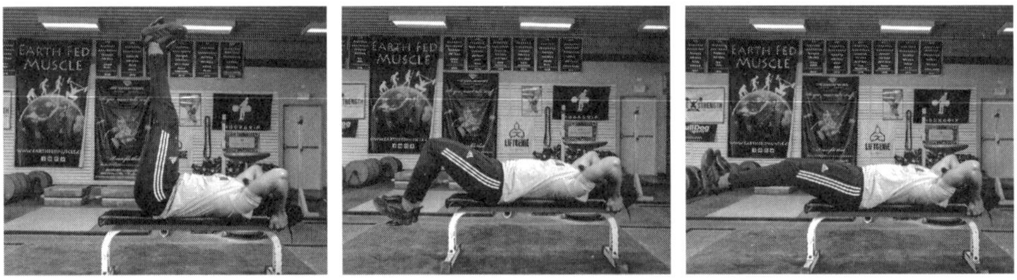

아이언클래드 복부 운동

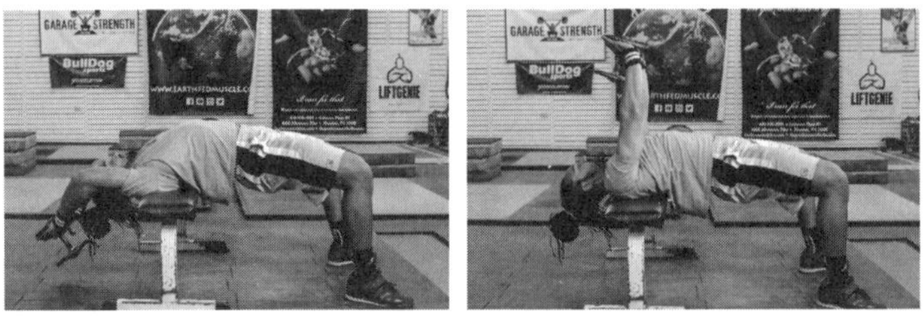

미라클 그로

Day 3: 전신

상태: 수영과 리프팅 훈련을 일주일 내내 하면서 피로한 상태이다.

목표: 중량 훈련과 폭발력 훈련을 한다. 경우에 따라서는 강한 멘탈을 키우는 데 집중할 수도 있다.

운동	세트×개수
1A) 원 박스 노 피트 파워 스내치 동작의 질에 집중한 훈련: 전신 협응력, 폭발력 그리고 스트렝스 휴식:1:30	5×3
2A) 노 피트 파워 클린 동작의 질에 집중한 훈련: 폭발력과 스트렝스 휴식:1:30	4×2 1×5
3A) 백 스쿼트 퍼즈 인 홀BackSquat Pause in Hole 동작의 질에 집중한 훈련: 폭발력과 깊은 스쿼트 자세에서의 반응력, 출발할 때와 턴할 때의 스피드/파워와 관련 휴식: 30초 3B) 시티드 박스 점프Seated Box Jump 동작의 질에 집중한 훈련: 폭발력과 깊은 스쿼트 자세에서의 반응력, 출발할 때와 턴할 때의 스피드/파워와 관련 휴식: 1분	4×3 4×4
4A) 밴디드 데드 버그Banded Dead Bugs + 굴곡 상태로 버티기 동작의 질에 집중한 훈련: 전체적인 몸통 협응력을 위한 복부 스트렝스 휴식: 1분	3×12

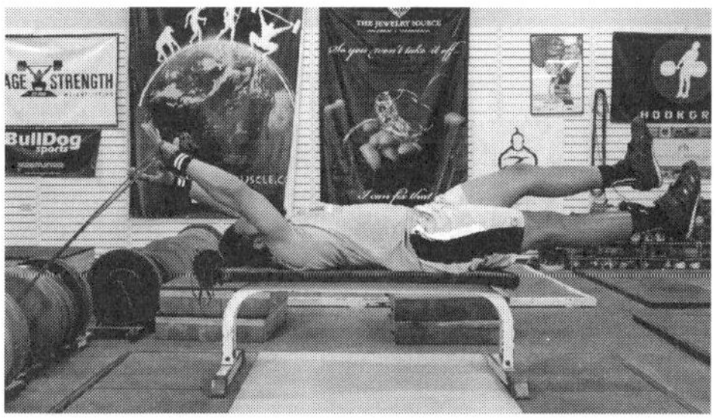

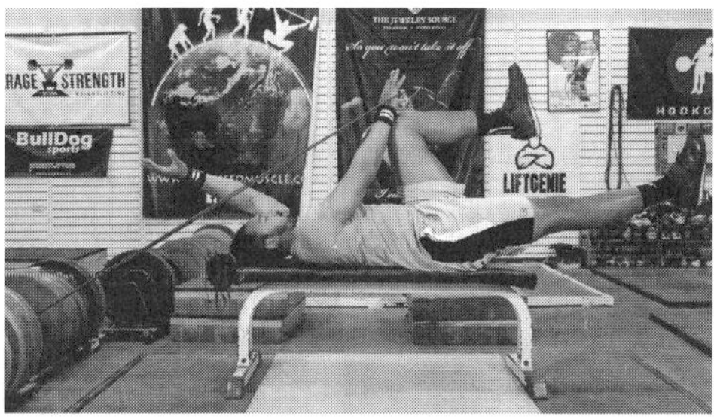

밴디드 데드 버그

훈련 설계 & 주기화

다음에 나오는 자료들은 당신, 선수 혹은 코치에게 1년 동안 사용할 수 있는 프로그램을 제공한다. 이 프로그램은 겨울 실내경기 시즌을 고려한 것이다. 여름 실외경기 시즌에 집중하고 있다면, 비슷한 전략을 따르지만 약간의 조정이 필요하다. 야외 시즌에 맞는 일정을 따르도록 한다. 여름 시즌에 참여하는 것이 아니라면, 강도, 볼륨에 관해서 다음 가이드라인을 따르면 된다. 항상 그렇듯이, 여기서 제시되는 훈련 프로그램은 최대한 안전하고 조심스럽게 사용되어야 하며, 효과적인 훈련에 대한 가장 성공적인 루틴은 스스로 훈련 전략에 대한 공부를 하는 것이며, 그러면서 적절한 시기에 그리고 올바른 과정을 거쳐서 최고의 성과를 낼 수 있도록 해주는 코치를 찾는 것이다.

훈련 프로그램을 사용할 때, 매크로사이클에서의 강도와 볼륨 수준에 우선 집중하자. 이 부분이 당신이 우선적으로 통제해야 하는 부분이다. 매크로사이클 안에서 마이크로사이클(하루 기반의)의 강도와 볼륨을 조절하자. 다시 말해서, 매크로사이클에서의 강도와 볼륨을 적절히 결정하는 것이 중요하며, 그 안에서 다시 강도와 볼륨을 조절한다.

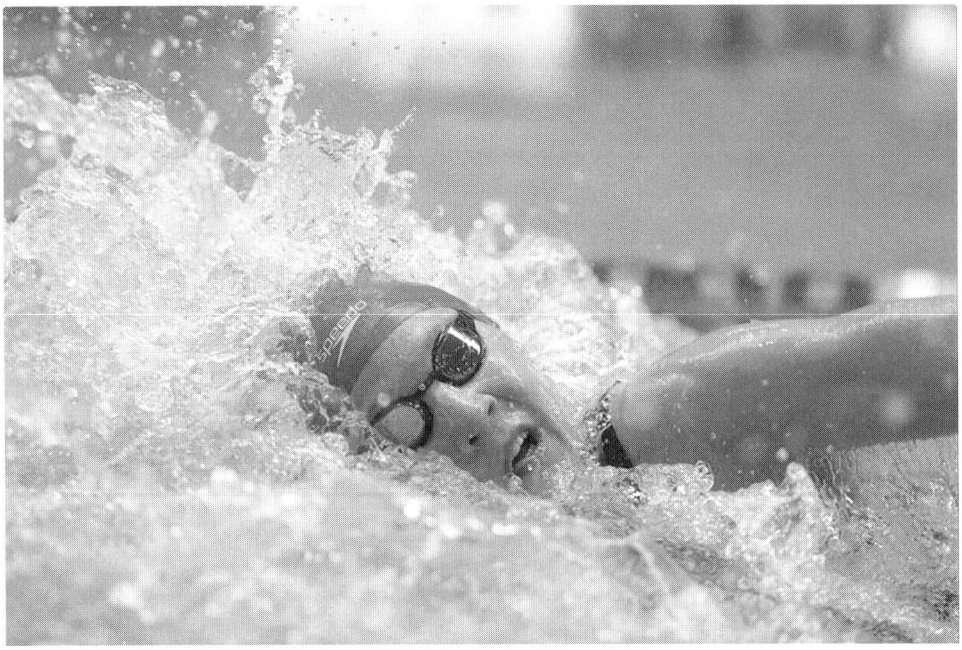

1년 훈련 프로그램

단계	월	강도*	볼륨
시작	3~4	중간에서 저강도.	고볼륨
지구력 & 폭발력 기초 다지기	5	중간 강도	고볼륨
	6	중간 강도	고볼륨
	7	고강도	중간 볼륨
	8**	중간 강도	중간 볼륨
프리 시즌	9	고강도	저볼륨
	10	중간 강도	고볼륨
시즌	11	고강도	중간 볼륨
	12	저강도	고볼륨
	1(웨이트 디로드)	중간 강도	저볼륨
피크	2	고강도	매우 낮은 볼륨

* 별도로 올림픽 리프팅 혹은 보디빌딩이라고 구체적으로 언급하지 않는다면, 강도와 볼륨은 리프팅과 수영 프로그램에서의 강도와 볼륨을 말하는 것이다.

** 여름 실외 시즌 피크 기간. 챔피온십 대회 3~4일 전에는 중간 강도에서 고강도로 유지하도록 노력하자.

비시즌 기간의 1주일 훈련 프로그램

요일	일	월	화	수	목	금	토
수영	없음	볼륨과 테크닉	볼륨과 테크닉	없음	볼륨과 테크닉	없음	휴식
리프팅	Day 1 다리, 고강도 (90%)	리프팅 하지 않음	Day 2 상체	Day 3 다리, 고강도	리프팅 하지 않음	리프팅 하지 않음, 액티브 리커버리	

시즌 기간의 1주일 훈련 프로그램

요일	일	월	화	수	목	금	토
수영	없음	볼륨과 테크닉	볼륨과 테크닉	시합	볼륨과 테크닉	볼륨과 테크닉	대회
리프팅	Day 1 다리, 고강도 (90%)	리프팅 하지 않음	Day 2 상체	리프팅 하지 않음	Day 3 다리 (90%, 폭발력)	리프팅 하지 않음.	

CHAPTER 4

농구 Basketball

농구는 전통적으로 스트렝스와 컨디셔닝 훈련이 우선시되는 스포츠가 아니다. 슬프게도, 선수들과 선수들의 부모 모두 리프팅 훈련이 선수들의 몸을 둔하게 만들어, 슛에 좋지 못한 영향을 미치고 시간 낭비라고 일반적으로 많이 생각하고 있다. 그런데 이건 사실과 너무나도 다르다. 농구 퍼포먼스를 위해서 올림픽 웨이트리프팅을 활용하게 될 때, 다양한 측면에서 도움이 된다. 더 많은 파워를 만들 수 있으며, 고관절 가동성이 더 향상되며, 제자리 높이뛰기 능력도 향상된다. 그리고 오버헤드 자세의 안정성이 훨씬 개선된다. 이런 부분들은 적절한 리프팅 훈련을 통해서 전부 얻을 수 있는 부분이다. 그러면서 농구 코트에서의 선수들의 육체적 능력치가 강화되는 것이다.

가라지 스트렝스 훈련 프로그램 내에서, 수많은 농구 선수들이 적절한 리프팅 동작을 선택하고 올바르게 수행하면서 성과를 경험했다. 이런 선수들이 디비젼 2와 디비젼 3 NCAA 진출하거나 거기서 성공적인 시즌을 보냈다. 추가적인 연구와 경험에 기반한 데이터가 스트렝스 전문가인 마이크 개톤Mike Gattone에 의해서 제시되었다. 마이크는 알 버메일Al Vermeil에게서 훈련받았는데, 알 버메일은 역사상 NFL과 NBA 챔피언십 반지를 모두 가지고 있는 유일한 스트렝스 코치이다. 1990년대 시카고 불스가 우승했을 때 팀에서 코치로 있었다. 알 버메일이 마이클 조던, 스카티 피펜, 비제이 암스트롱, 그리고 호레이스 그랜트와 같은 선수들과 함께 체육관에서 긴 시간을 보내면서 얻은 많은 정보를 마이크가 더 전문적으로 다듬었다. 마이크 개톤은 또한 2000년 올림픽 웨이트리프팅 금메달리스트인 테라 노트Tara Nott의 코치이기도 했다. 그의 시카고 불스와 캔자스 제이혹스 농구팀에서의 경험과 지식이 이 챕터의 훈련 프로그램에 큰 영향을 미쳤다.

농구 선수들은 공격을 할 때 어떻게 더 빠르게 가속을 하고 힘을 공격적으로 조절할 수 있는지에 대해서 알 필요가 있다. 그리고 공격에서 빠르게 즉시 수비로 전환할 때도 비슷한 운동 능력이 필요하다. 이 운동 능력은 스트렝스, 가동성, 그리고 파워가 필요하다. 하지만 엘리트 수준의 모든 선수들이 웨이트 트레이닝을 좋아하지는 않는다. 스트렝스 훈련을 하는 선수라면 분명 다른 선수들보다 우위에 있게 될 것이다.

다음에 다루게 되는 모든 케이스들에서, 훈련 세션 초반에 적절한 움직임에 대한 큐를 강조할 것이며 다리 훈련을 하는 모든 날에는 고관절과 햄스트링의 가동성을 함께 통합해서 활용하게 된다. 농구 선수들은 주로 고관절과 햄스트링이 뻣뻣한 경우가 많다. 하지만 가동성이 좋은 경우라도 프로그램에 일부 포함시키는 것이 좋다. 결국은 무조건 해야 한다는 것이다.

농구 선수들을 위한 리프팅 동작

- 머슬 스내스 위드 힙 컨텍트Muscle Snatch with Hip Contact
- 노 브러시 머슬 스내치No Brush Muscle Snatch/비하인드 넥 스내치 그립 푸시 프레스Behind the Neck Snatch Grip Push Press/오버헤드 스쿼트Overhead Squat
- 힙 파워 스내치Hip Power Snatch
- 2박스 파워 클린2-Box Power Clean
- 1박스 파워 스내치1-Box Power Snatch

머슬 스내치 위드 힙 컨텍트

머슬 스내치 시작 자세는 일반적인 스내치 시작 자세와 동일하다. 엉덩이 높이는 어깨보다 살짝 아래에 있어야 하며, 양발은 적절한 넓이로 벌려준다. 바벨을 단단히 고정하고 몸에 가까이 붙여기 위해서 광배근을 활성화시킨다. 시작 자세에서 구조적으로 안정적인 상태를 만들어주는 것이 매우 중요하다. 그리고 이 상태에서의 적절한 각도와 자세를 리프팅을 성공적으로 하기 위해서 끝까지 유지해야 한다.

가슴을 든 상태에서 리프팅을 시작한다. 무릎을 뒤로 밀어주면서 바벨을 바닥에서 들어올린다. 바벨을 잡은 팔을 길게 편 상태로 광배근을 이용해서 바벨을 최대한 몸에 가까운 상태로 유지한다. 바벨이 무릎을 지날 때도 양발은 바닥에 완전히 닿아 있다. 고관절을 펴기 시작하는 순간부터 바벨을 가속시킨다. 그리고 바벨이 몸에 접촉된다. 이상적인 자세는 뒤꿈치가 바닥에 붙어 있고 팔은 계속 길게 편 상태이다. 바벨이 몸에 접촉이 된 후에, 바벨을 회전시키면서 오버헤드 자세를 만드는 과정에서 무게중심이 발끝(발가락 쪽)으로 이동하게 되고 슈러그 동작을 한다.

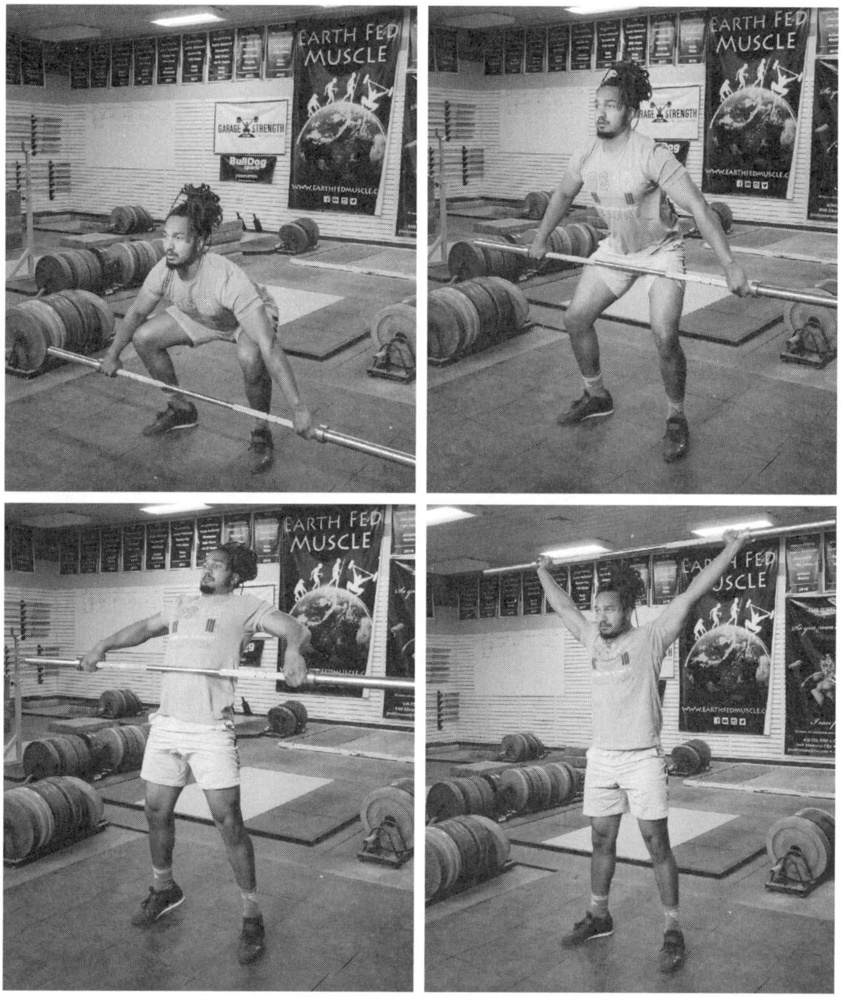

머슬 스내치 위드 힙 컨텍트

동작을 할 때의 느낌과 목표

- 바벨을 바닥에서 들어올릴 때 견고한 시작 자세를 만든다.
- 활성화된 광배근과 고관절의 가동성을 활용해서 리프팅에 적절한 등 자세를 유지한다.
- 몸통이 바벨을 살짝 넘어간 상태를 유지하면서 햄스트링이 개입된 것을 느낀다.
- 바벨이 몸에 접촉된 이후에 가속화된 바벨을 빠르게 통제한다.
- 리프팅을 마무리하기 위해서 등 상부와 어깨 주위 근육을 동원한다.

육체적 전이

가끔씩 농구 선수들은 자신의 몸통을 앞으로 기울이거나, 상대편 선수를 향해서 기울이는 자세를 만든다. 우리가 배우는 리프팅 동작을 통해서 이런 자세에서 몸을 움직이기 위해서 적절한 근육을 동원시키고 조절하는 방법을 배울 수 있다. 머슬 스내치에서의 고관절 움직임은 강력한 수비 자세를 만들기 위해서 손을 공중 위로 들어올린 상태에서 나오는 움직임과 비슷하다. 머슬 스내치를 더 천천히 하면 손과 고관절간의 협응력에 대해서 배우기 더 수월하다. 대부분의 농구 동작은 지면에 양발이 강하게 접촉된 상태로 꾸준하고 안정적인 자세를 유지하는 방법을 배우는 것과 관련이 있다. 이 리프팅 동작은 농구 코트에서의 협응력을 향상시키는 훈련을 하기에 좋은 시작이다.

정신적 전이

농구 선수들에게 도움이 되는 정신적 전이는 코칭 테크닉과 관련 있는 경우가 많다. 웨이트룸과 코트에서의 코칭의 일관성, 연관성이 높을수록 선수들은 리프팅을 할 때 더 자신감을 가지고 확신에 찬 상태로 훈련에 집중할 수 있다.

노 브러시 머슬 스내치/비하인드 넥 스내치 그립 푸시 프레스/오버헤드 스쿼트

코트 위에서 선수들의 퍼포먼스에 필요한 스트렝스를 향상시키기 위해서 사용될 수 있는 콤플렉스 동작이다. 또한 동작의 유사성 때문에 머슬 스내치 위드 힙 컨텍트 직후에 바로 진행할 수도 있으며, 이전 움직임들에 대한 개선을 위해서 사용될 수도 있다. 여기서 진행하는 머슬 스내치 변형 동작들은 힙 컨텍트가 없다.

가슴과 엉덩이를 들면서 리프팅을 시작한다. 무릎은 뒤로 이동하고, 상체는 폭발적인 힘을 내기 위해서 활성화된 상태이다. 뒤꿈치는 바닥에 붙어 있는 상태이며, 바벨이 허리를 지날 때까지도 팔은 길게 펴져 있는 상태이다. 바벨과 고관절은 닿지 않는 상태로, 슈러그를 하면서 바벨을 위로 들어올려 캐치 포지션을 만든다. 오버헤드 자세를 만들 때, 뒤꿈치는 다시 바닥에 닿게 된다. 이 시점에 정확한 오버헤드 자세를 만들기 위해서 바벨을 받치는 데 사용되는 근육들이 신장성 수축을 한다. 여기서 발생한 신장성 수축 움직임이 어깨를 더 강하게 만들어주면서 콤플렉스 마지막 동작을 가능하게 해준다. 오버헤드 자세에서 리프터는 엉덩이를 뒤로 빼고 무릎은

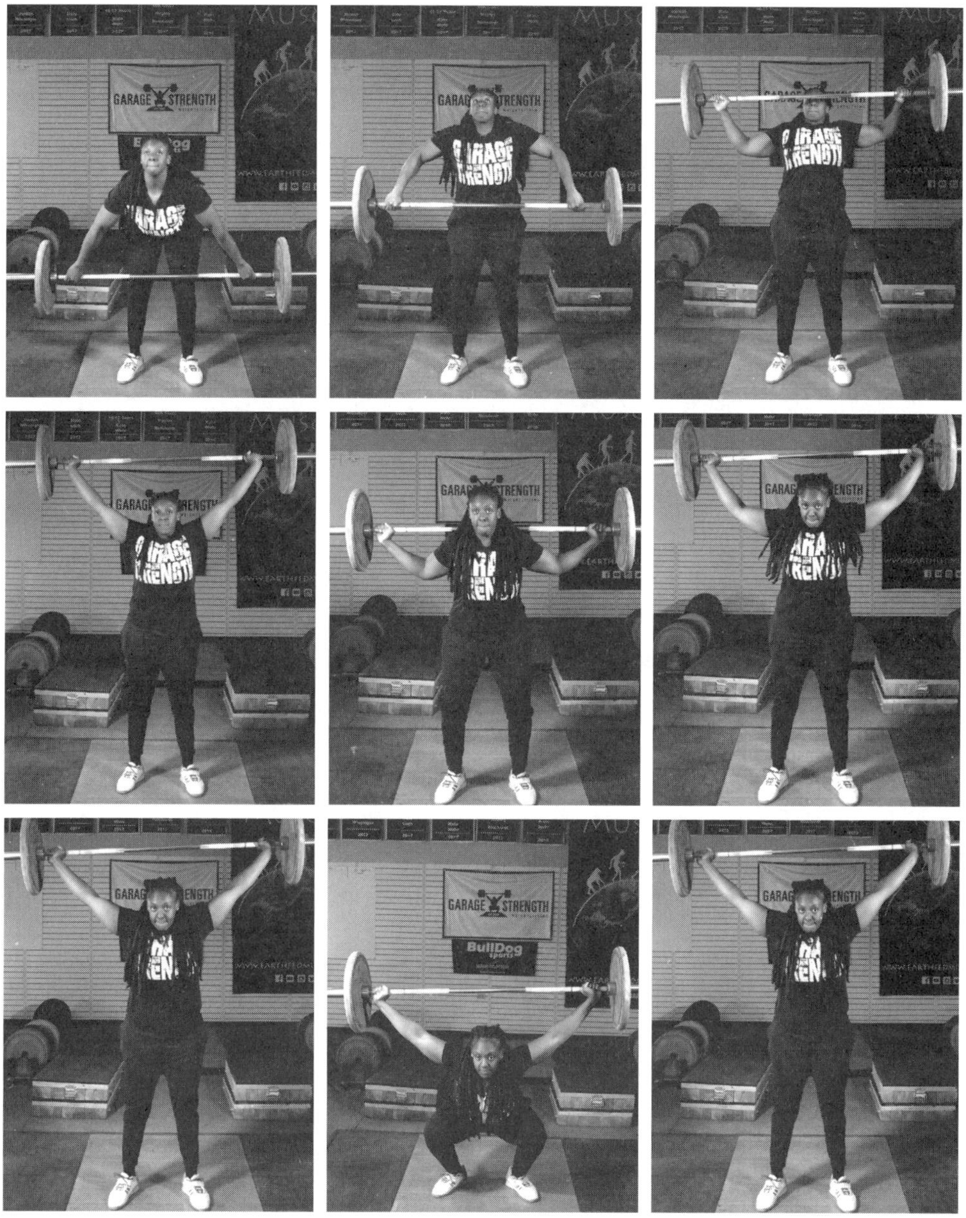

노 브러시 머슬 스내치/비하인드 넥 스내치 그립 푸시 프레스/오버헤드 스쿼트

앞으로 이동시키면서 오버헤드 스쿼트를 하게 된다. 정적인 자세에서 훌륭한 스쿼트 깊이를 만들기 위해서 바벨을 잡고 있는 손에서부터 발까지 전달되는 모든 힘을 함께 사용하는 것이다(협응력).

동작을 할 때의 느낌과 목표

- 광배근을 활성화시키고 발로 지면을 적극적으로 밀면서 시작한다.
- 햄스트링을 적극적으로 활성화시킨다.
- 바벨을 가속시키면서 승모근이 더 적극적으로 활성화된다.
- 몸통과 삼각근의 신장성 수축을 통제한다.
- 비하인드 넥 스내치 그립 푸시 프레스 동작을 할 때 바벨이 머리 뒤에 있는 상태에서 오버헤드 자세를 위한 폭발적인 힘을 만들기 위해서 1/4 스쿼트 동작을 활용한다.
- 오버헤드 스쿼트에서 더욱 강력한 가동성을 위해서 가능한 모든 근육을 동원한다.

육체적 전이

농구를 할 때는 다양한 각도와 방향으로 움직이게 된다. 그렇기 때문에 다양한 자세에서 장력과 가속을 만들어내는 방법을 콤플렉스 동작을 통해서 가르쳐주는 것이 중요하다. 머슬 스내치를 배움으로써, 고관절의 움직임과 무게중심을 활용한 움직임을 함께 만들어내는 방법을 깨닫게 된 것이다. 이런 부분들이 코트에서의 움직임과 자세를 향상시키는 것이다.

농구 선수들은 자신의 스피드를 향상시킬 뿐만 아니라, 강해져야 한다. 상대와 대적하기 위해서 자신의 몸과 움직임을 가속시킬 수도 있어야 한다. 하지만 이런 기본적인 부분들이 농구 훈련에서 간과되는 경우가 종종 있다. 협응력과 가동성이 좋아지면서, 상황에 따라서 코트에서 더 낮은 자세를 유지할 수 있으며, 좀 더 높은 자세에서 가속시킬 수도 있게 될 것이다.

다시 말하지만, 리프팅 동작을 분석하고 리프팅을 정확하게 느낄 수 있도록 하자. 그리고 선수가 정확하게 효과적인 움직임이 가능할 수 있도록 큐를 주자. 이 콤플렉스 동작이 다양한 각도에서 몸을 빠르고 폭발적으로 움직일 수 있게 어떻게 도움이 될 수 있는지를 선수에게 교육시키도록 하자. 대부분의 농구 경기 중에 오버헤드 동작이 나온다. 그렇기 때문에 어깨 움직임이 더 강해질수록, 경기를 더 잘할 수 있다. 지면을 다리로 밀어주면서 힘을 만들어내고 그 힘을 흡수하는 방법을 습득하는 것은 농구 선수를 성공적으로 훈련시키는 데 있어서 빠질 수 없는 부분이다.

정신적 전이

이런 형태의 콤플레스 동작을 마무리하면 훈련 숙력도 측면에서 선수가 상당한 자신감을 가질 수 있다. 콤플렉스 훈련을 하면서 자신이 무너질 수 있고, 피로해지고,

상당히 강해질 수도 있는 느낌을 받으면서 자신의 정신적 상태에 대해 인식할 수 있게 된다. 콤플렉스 동작을 할 때 마치 코트 위에서 시합을 하는 것과 같은 흐름과 리듬을 느낄 수 있도록 코칭을 하자. 콤플렉스에 포함된 동작을 따로 분리시켜서 개별적인 동작으로 보기보다는, 연속되는 하나의 동작처럼 생각하고 이어서 성공적으로 진행해보자.

힙 파워 스내치

이 동작은 선수에게 바벨을 빠르게 가속시키는 방법을 알려줄 수 있는 최고의 리프팅 동작 중 하나이다. 이 동작을 통해서 버티컬 점프Vertical Jump(수직 방향 점프) 능력이 향상된다. 이 리프팅 동작에서 엄청난 스피드가 발생하기 때문에 동작에 대한 이해가 필요하며, 스트랩을 사용해야 한다.

스내치 그립으로 바벨을 잡고 스트랩을 사용하도록 한다. 바닥에서 바벨을 들어올릴 수 있으며, 박스에서 들어올릴 수도 있다. 서 있는 자세에서 5cm 정도 밑으로 내려간다. 바벨이 가장 높이 올라간 구간에서 선수는 광배근과 등 상부에 장력이 생기는 것을 느껴야 한다. 이것은 리프티의 단축성 수축 구간에서의 적절한 자세를 몸에게 기억시키기 위한 것이다. 가슴을 밑으로 내리면서 바벨도 밑으로 내린 후에, 햄스트링을 활성화시킨다. 이것을 이용해서 고관절을 위로 펼 수 있는 것이다. 고관절을 편 후에, 승모근으로 슈러그 동작을 하면서 바벨을 수직으로 당긴다. 바벨을 몸에 최대한 가까이 붙인 상태를 유지하면서 아주 견고한 자세로 바벨을 캐치한다.

동작을 할 때의 느낌과 목표

- 광배근에 힘이 들어간 것이 느껴지며, 햄스트링부터 발뒤꿈치까지 개입된 것도 느껴진다.
- 지면에 발이 닿은 상태로 공격적으로 고관절을 펴준다.
- 상체를 빠르게 사용해서 동작을 마무리한다.
- 빠르게 다시 발을 바닥에 다시 완전히 접촉되도록 한다.
- 오버헤드 자세에서 발생하는 힘을 빠르게 흡수한다.

육체적 전이

고관절의 자세와 움직임이 농구에서 사용되는 것과 많이 비슷하다. 농구 선수가 점프슛을 할 때, 거의 동일한 자세로 하체에 장력을 만들어서 사용한다. 이런 관절의

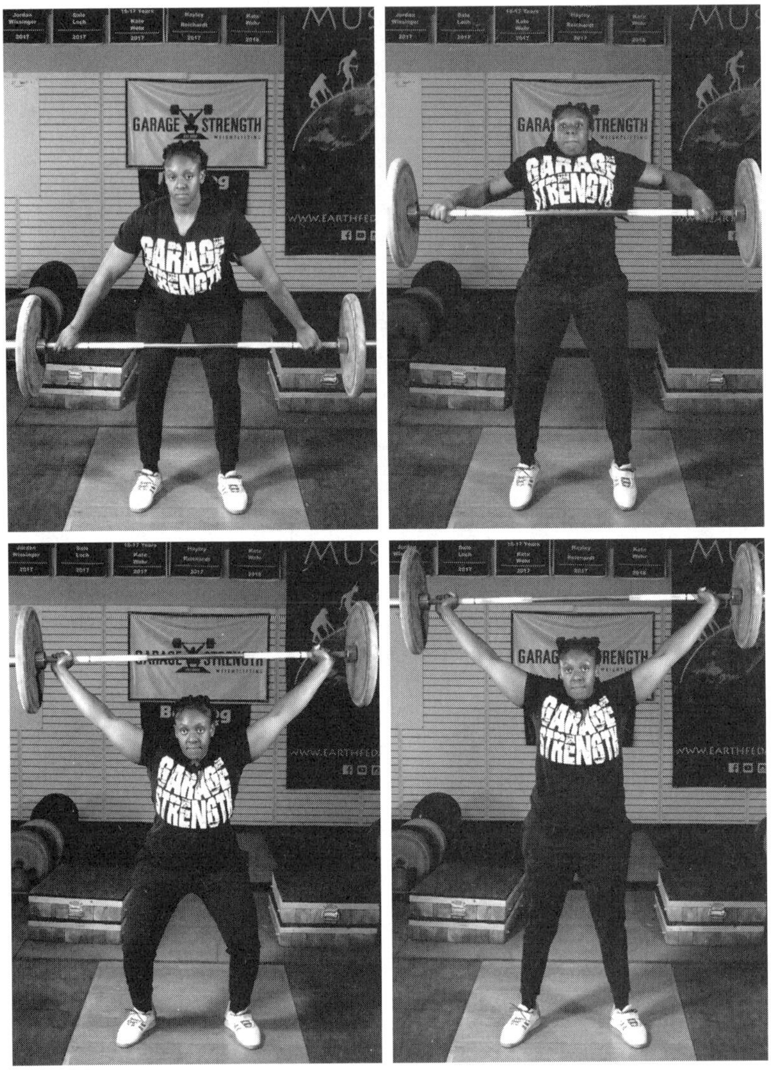

힙 파워 스내치

각도는 리바운드를 할 때나, 수비를 하면서 블락슛을 할 때도 확인할 수 있다. 선수가 적절한 자세를 통해서 가속시키는 법을 배우게 되고, 동원할 수 있는 운동 단위가 많아지게 되면, 훨씬 더 높이 점프할 수 있는 능력과 발생시킨 힘을 흡수할 수 있는 능력에 엄청 큰 도움이 된다. 오버헤드 자세로 바벨을 강하고 균형 잡힌 상태로 캐칭하는 것은 특히 농구 퍼포먼스에도 많은 도움을 준다. 힘을 흡수할 수 있는 능력은 농구에서 필수적이며, 캐칭 포지션은 힘을 흡수할 수 있는 속도를 상당히 빨라지게 개선시킨다. 선수가 힘을 더 잘 흡수할수록, 반동 점프Countermovement Jump 능력도 훨씬 더 개선될 것이다.

신장성 수축 움직임에서 본인 자세를 느껴보는 것이 중요하다는 큐를 선수에게 주자. 자세나 움직임에 대해서 더 많이 인지할 수 있는 방법을 배우면서, 더 효율적으로 움직일 수 있으며, 결국 더 많은 (점핑) 파워를 만들 수 있게 된다. 행 자세를 만들기 위해서 바벨을 무릎 근처로 내리면서 마지막 구간에서 움직임 방향이 전환될 때 빠르게 하체를 이용해서 힘을 만들어내는 것은 농구에서 상대방과 치열하게 저항하면서 리바운드를 하기 위해서 점프를 하는 것과 비슷하다.

정신적 전이

자신의 몸에 대해서 제대로 인지하고 있는 것은 농구 선수에게 아주 중요하고 큰 자산이다. 눈으로 코트 위의 자신을 모습을 그려보면서 더 나은 플레이를 하는 모습을 생각한다면, 실제로 그 단계로 넘어갈 준비가 된 것이다. 리프팅을 성공적으로 마무리하는 데 집중하면서 자신감을 키우도록 하자.

투 박스 파워 클린

키가 큰 선수들에게 아주 좋은 움직임의 동작이다. 허리에 과도한 부담을 주지 않는 상태에서 파워 자세에서 파워를 향상시키는 법을 배울 수 있는 쉬운 방법이다. 박스는 농구 선수에게 최적 풀Pull 높이를 고려해서 15cm 정도가 좋다.

바벨은 정강이 중간 지점 그리고 무릎 밑 사이에 있는 것이 좋다. 하지만 개개인의 신체 비율에 따라서 달라질 수 있다. 허리는 견고하고 안정적으로 세팅되어 있어야 하며, 파워를 만들어내기 위해서 햄스트링과 광배근 역시 적극적으로 개입된다. 무릎이 일단 펴지게 되면, 팔은 길게 편 상태를 유지하고, 뒤꿈치도 바닥에 붙어 있는 상태를 유지한다. 그러나 고관절은 펴지기 시작한다. 고관절과 바벨이 접촉되면, 발목도 따라서 펴지게 된다. 팔과 어깨를 활용해서 바벨을 몸에 가까이 붙인 상태에서 슈러그를 한다. 팔꿈치는 바벨을 축으로 접고 난 뒤에 회전시킨다. 몸통이 아주 단단한 상태에서 바벨을 받는다. 캐칭 포지션을 만들 때는 감속시키기 위해서 다리 근육을 사용하기 시작한다.

동작을 할 때의 느낌과 목표

- 바벨을 박스에서 들어올리면서 광배근과 햄스트링을 적극적으로 활성화시킨다.
- 지면을 다리로 미는 것을 느끼며, 그 힘으로 바벨을 가속시킨다.
- 고관절을 완전히 펴면서 슈러그 동작을 하면서 바벨을 위로 당긴다.

- 바벨이 몸에 접촉되기 전까지는 팔을 접지 않는다.
- 팔꿈치에서 몸통까지 장력이 형성된 것이 느껴져야 하며, 캐핑 포지션에서는 뒤꿈치까지 장력이 형성된 것이 느껴져야 한다.
- 캐칭 포지션에서 절대로 자세가 아래로 무너져서는 안 된다.

육체적 전이

투 박스 파워 클린을 시작할 때와 마무리할 때의 관절의 각도는 코트 위에서 선수들에게서 확인할 수 있는 각도와 유사하다. 경기 대부분의 시간에 확인될 수 있는 자세와 비슷하다. 가끔 선수들은 링 바로 아래에서 쿼터 스쿼트Quarter Squat 자세로 몸싸움을 한다. 이때 몸싸움을 하면서 이 자세를 유지하기 위해서 몸통에 등척성 수

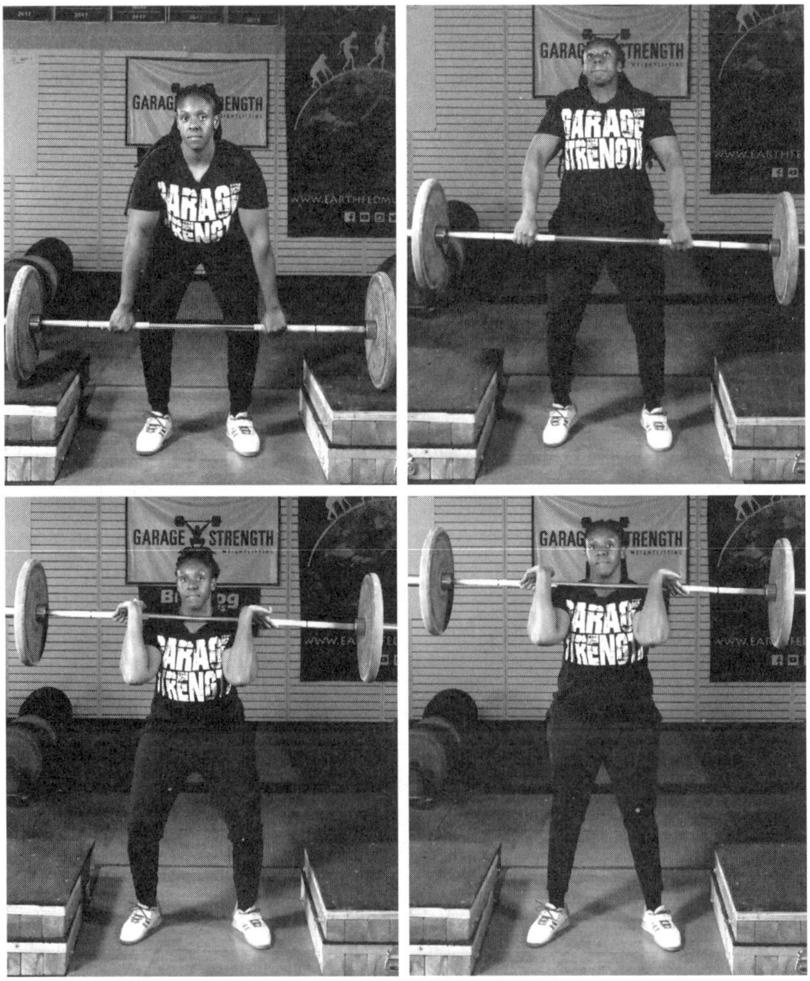

투 박스 파워 클린

축이 일어나게 된다. 이 리프팅 동작을 통해서 무거운 중량을 움직일 수 있는 능력을 키울 수 있으며, 리시빙 동작 훈련을 통해서 더 강력한 등척성 수축 상태를 유지하는 데 도움이 된다. 이 리프팅 동작을 통해서 최대 스트렝스뿐만 아니라 폭발력도 향상될 수 있다.

항상 적절하고 올바른 움직임의 중요성에 대해서 선수에게 교육하자. 등을 견고하게 만들고 햄스트링과 광배근이 활성되어야 한다. 훈련을 통해서 경험하고 연습한 움직임들이 실제 경기 중 퍼포먼스에 어떻게 도움이 될 수 있는지 가르쳐야 한다. 실제로 선수들이 그것을 시각화하고 어떻게 시합에 전이될 수 있는지 스스로 느낄 수 있을 때, 동원되는 운동 단위가 훨씬 많아질 것이며, 중추신경계도 훨씬 더 많이 자극 받을 것이다.

정신적 전이

실제로 훈련이 어떻게 시합에서 도움이 될 수 있을지를 생각하고 시각화하면서 자신감도 함께 향상될 수 있다. 게다가 중추신경계에 더 큰 자극을 주기 위해서 동원되는 운동 단위도 훨씬 많아진다.

원 박스 파워 스내치

농구 선수들이 전반적으로 키가 매우 크고 움직임이 크지만, 더 작은 움직임 또는 낮은 자세에서 그리고 더 작은 관절 각도에서 힘을 만들어내는 방법을 배우는 것이 중요하다. 적절한 학습 환경에서 점차적으로 능력을 키워가야 한다. 일반적인 콘셉트에 대해서는 힙 파워 스내치 파트로 다시 돌아가서 살펴보도록 하자.

동작을 할 때의 느낌과 목표

원 박스 파워 스내치 동작은 선수가 무릎 굴곡과 고관절 신전 능력을 사용하도록 만든다. 이 능력은 키가 더 큰 사람들이 힘을 만들어내는 데 있어서 가장 약한 부분들 중에 하나이다. 시간이 지나면서, 관련 훈련들이 농구 선수들이 시합에서 퍼포먼스를 향상시키는 데 점차적으로 도움을 준다. 가동성이 향상되고, 부상 방지에도 엄청난 도움을 줄 것이다.

육체적 전이

- 허리를 더 강력하게 만들어주며, 시작 자세에서 햄스트링을 개입시킬 수 있는 방

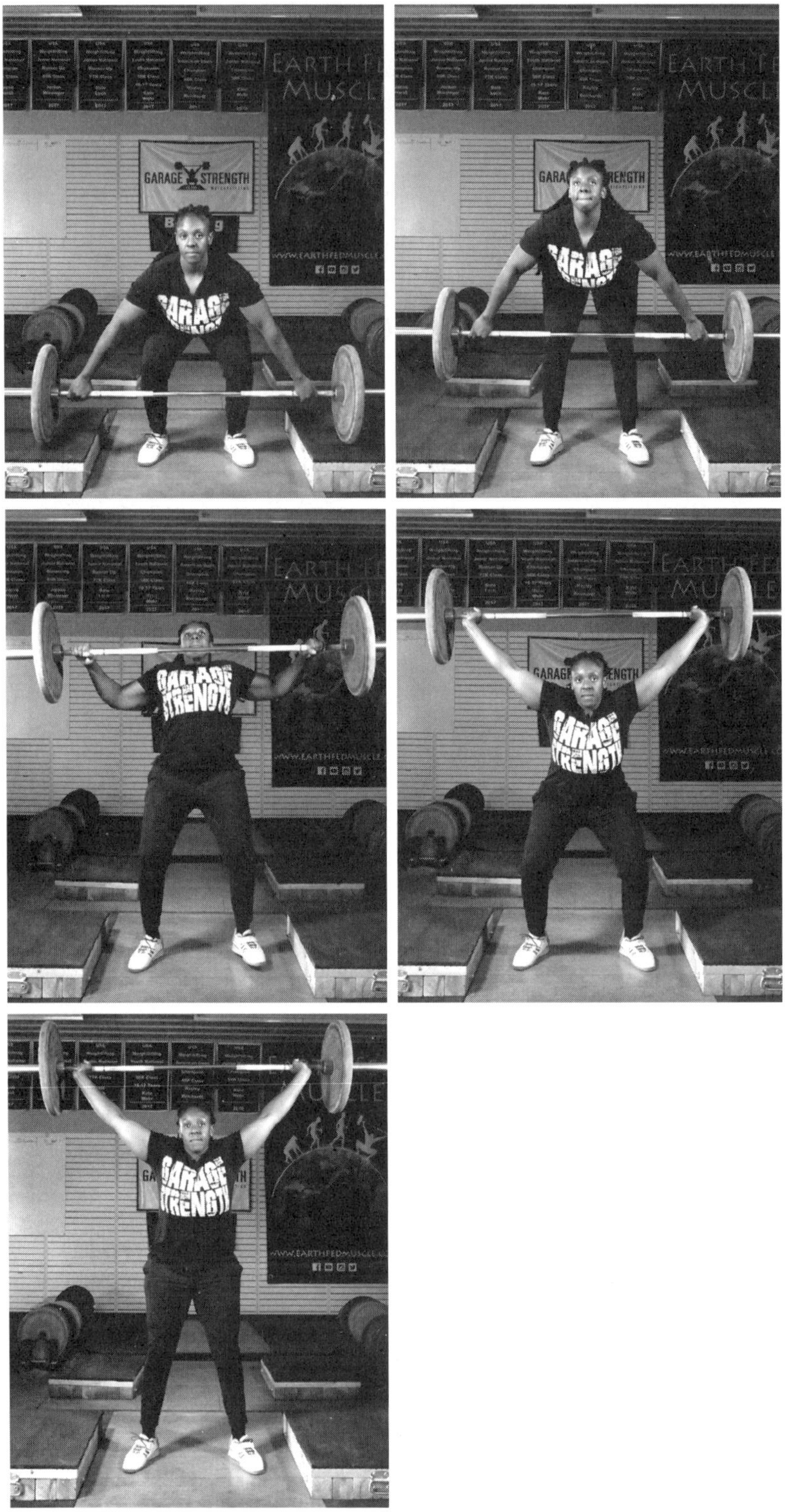

원 박스 파워 스내치

법을 알려준다.

- 시작 자세는 선수가 링을 향해서 드라이브 동작을 하기 위해서 취하는 자세의 각도와 유사하다.
- 몸통의 각도는 시합에서 더 많은 스피드를 만들어내기 위한 이상적인 자세이다. 강하고 활성화된 상태의 햄스트링으로 몸을 앞으로 기울이게 되면 더 빠르게 턴오버Turnover를 할 수 있게 된다.
- 리프팅 캐치 자세를 만들기 위해서 오버헤드 상태로 손을 올리고 고관절을 펴면서 몸을 길게 만들게 되면 오버헤드 안정성이 향상된다. 그러면 시합에서 반사적인 수비 자세가 좋아지게 된다.

정신적 전이

키가 큰 선수들은 웨이트 트레이닝 룸에서는 적극적이지 못한 경우가 많다(특히 역도 플랫폼에서). 하지만 경기만 시작되면 아주 저돌적으로 바뀐다. 웨이트 트레이닝 룸에서 정신적으로 육체적으로 성장할 수 있는 방법을 배우게 된다면, 실제 시합에서는 훨씬 더 적극적이고 공격적인 모습을 볼 수 있다. 더욱 강해진 오버헤드 안정성은 선수들의 자신감에 상당히 긍정적인 영향을 주며, 더 낮은(깊은) 자세에서 힘을 만들어내고 흡수할 수 있다는 것을 깨닫게 되면, 경기 공격/수비를 할 때 비슷한 자세에서 퍼포먼스가 더 향상될 것이다.

■ 농구 주기화

농구에서 고려해야 할 내용

농구 선수를 트레이닝시키는 데에는 다른 스포츠 선수들을 트레이닝시키는 것에 비해서 다른 마음가짐이 요구된다. 농구 선수들의 손과 눈의 협응력과 심폐 능력은 뛰어나지만, 일반적인 농구 선수들의 체형 때문에 불리한 점도 있다. 신장은 확실히 다른 스포츠 선수들보다 압도적으로 크지만, 미식축구 선수들과 비교했을 때 농구 선수들의 신장은 약점이나 통증의 원인이 될 수도 있다. 무릎, 발목, 고관절 그리고 허리가 종종 이런 약점이나 통증의 일반적 부위이다.

재미있는 것은 농구 선수들의 신장의 이점이 부상이나 통증의 원인이 되기도 한다는 것이다. 키가 크기 때문에 농구 선수들은 다른 스포츠 선수들보다 동일한 동작에 대해서 움직임의 범위가 훨씬 더 크다. 신장 200cm, 체중 90kg의 농구 선수와 신장 185cm, 체중 90kg의 리프터가 동일하게 스쿼트를 하면 당연히 농구 선수가 훨씬 더 많이 움직일 수밖에 없다. 더 많이 움직이기 때문에 회복에도 더 많은 시간이 걸리며, 결과적으로 몸에 스트레스도 더 많다. 이것은 영양 역시 매우 중요하다는 것을 의미하기도 한다. 적절한 영양은 더 나은 회복력에 도움이 되며, 결국은 최상의 훈련을 가능하게 해준다. 당신이 농구 선수인데 영양을 제대로 챙기지 않고 있다면, 당연히 훈련 성과도 기대에 미치지 못할 것이다.

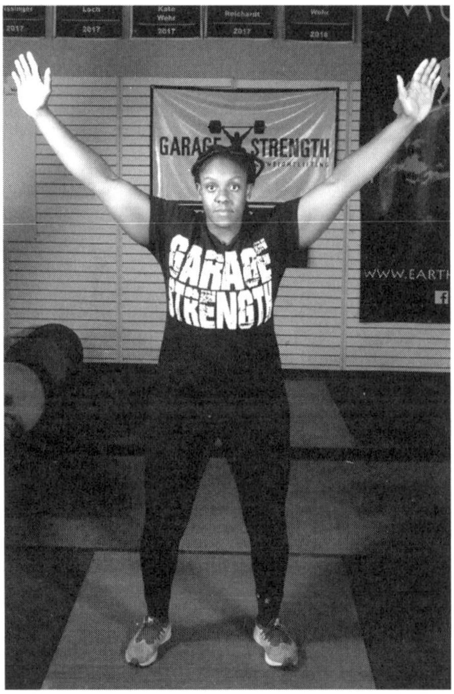

또한 많은 농구 선수들은 자신들이 웨이트 트레이닝 룸에서 훈련을 성공적으로 마무리하지 못할 것이라는 스스로의 내면의 편견이 있다. 매주 일주일에 3~4일 리프팅 훈련을 하게 된다면 다른 선수들에 비해서 상당한 우위를 점하게 될 것이다. 웨이트 트레이닝 룸에서의 우리의 목표는 자신감을 향상시키고, 전체적인 전신 협응력을 다지는 것이다. 그리고 선수가 자신이 리프팅 훈련을 잘할 수 있으며, 해야만 한다는 확신을 스스로 가질 수 있도록 도움이 된다.

개인화된 훈련 프로그램을 진행하는 농구 선수 분석

다음의 모든 질문들은 농구 선수 훈련 주기화에 영향을 준다. 일반적인 내용들뿐만 아니라 구체적이고 개인화된 내용들도 포함되어 있기 때문에, 효과적인 시스템을 만드는 데 큰 도움이 될 것이다.

- 일주일 몇 번을 코트에서 훈련을 하는가?

  대답: 5일

  분석: 코트에서 진행하는 모든 훈련 세션은 기술 훈련과 심폐 훈련을 포함한다. 그리고 일주일에 3일 웨이트 트레이닝 훈련을 할 수 있도록 하자.

- 농구 선수들은 테크닉 훈련을 일주일에 몇 번 정도 진행하는가?

  대답: 2~3일 높은 수준의 테크닉 훈련을 하며, 4~5일 실전 경기 훈련을 한다.

  분석: 농구 선수는 거의 항상 스트렝스 훈련을 하기 전에 연습을 한다. 성공적인 스트렝스 훈련에 영향을 줄 수 있는 훈련 내용은 실제 경기 중에 일어나는 플레이 움직임 혹은 인터벌 스프린트이다. 이런 훈련들은 스타트-스탑 모션Start-Stop Motion(움직이는 동작과 멈추는 동작을 반복하는 것), 점핑, 그리고 컷 백 앤드 포스Cut Back and Forth(앞뒤로 반복해서 움직이는 동작) 능력을 요구한다. 이미 선수들이 지쳐 있는 상태에서 그리고 웨이트 트레이닝 룸에서 훈련이 쉽지 않다는 것을 이미 알고 있는 상태에서 자신의 약점을 공략하는 것은 정신적으로 육체적으로 상당히 힘든 일이다.

- 농구 코치가 추가적인 컨디셔닝 훈련에 대해서도 관여하는가?

  대답: 그렇다.

  분석: 달리기. 항상 달리기를 한다.

- 다른 훈련보다 우선적으로 리프팅 훈련을 진행하는가? 일주일에 몇 번 정도 웨이트 트레이닝을 하는가?

  대답: 일주일에 3일 하며, 일반적으로 다른 훈련 후에 진행한다.

  분석: 농구 코치와 함께 진행하는 테크닉 비중이 상당히 높은 훈련 날 중에 하루에 가장 힘든 다리 리프팅 훈련을 계획하자. 농구에 있어서 스트렝스 훈련의 중요성을 인지할 수 있도록 코치가 노력해야 한다. 코트 위에서의 퍼포

먼스뿐만 아니라 선수의 건강과 부상 방지를 위해서 스트렝스 훈련은 중요하다.

■ 농구 선수들은 어깨 관절이 얼마나 내회전되는가?

대답: 많이는 아니다.

분석: 역학적으로 회전 움직임 자체가 문제되지는 않는다. 전형적인 농구 선수들의 약점들 자체가 문제가 되는 것이다.

■ 농구 선수들의 양측성 운동(벤치 프레스, 백 스쿼트, 프론트 스쿼트와 같은) 능력은 어느 정도 수준인가?

대답: 전체적인 스트렝스 수준에 비해서 좋다.

분석: 농구 선수들은 아주 강한 것은 아니다. 그래도 코트 위에서 점프를 할 때 발생하는 힘을 상당히 잘 흡수할 수 있을 정도로는 강하다.

■ 농구 선수들의 편측성 운동(덤벨 벤치, 상체를 이용한 슬레드 풀, 싱글 레그 스쿼트와 같은) 능력은 어느 정도 수준인가?

대답: 약하다.

분석: 농구 선수들은 큰 키 때문에 가동성이 상당히 부족한 편이다. 또 다른 약점은 편측성 훈련을 잘 하지 않는다는 것이다.

■ 농구 선수들의 풀링 운동(풀업, 로프 크라이밍) 능력은 어느 정도 수준인가?

대답: 전체적인 스트렝스 수준에 비해서 평균 수준이다.

분석: 긴 다리가 여기서는 정말 이점이 된다. 충분한 훈련을 한다면 엄청난 성과를 경험할 수 있다.

■ 농구 선수들의 프레싱 운동(딥, 벤치 프레스, 인크라인 벤치 프레스) 능력은 어느 정도 수준인가?

대답: 약하다.

분석: 농구 선수의 프레싱 스트렝스 목표는 상체의 관절 안정성을 향상시키는 것이다. 그러면 포스트업Post Up과 같은 상황에서 상대방과 몸싸움을 하는데 도움이 된다. 당신이 강해져서 상대방과의 몸싸움에서 밀리지 않는다면, 당연히 코트 위에서의 우위를 바로 점할 수 있는 것이다.

■ 농구 선수들의 양측성 폭발력(클린, 스내치, 박스 점프, 허들 점프)은 어느 정도 수준인가?

대답: 좋다.
분석: 점프. 실제 상황에서 선수들은 끊임없이 점프를 한다. 훈련을 통해서, 점프슛, 블록, 수비 그리고 측면으로 움직일 수 있는 능력들이 모두 향상될 수 있다.

■ 농구 선수들의 편측성 폭발력(싱글 레그 점프, 점프 런지, 점프 스텝업)은 어느 정도 수준인가?

대답: 약하다.
분석: 코트에서의 측면 움직임을 위해서 편측성 폭발력 훈련이 필요하다. 더 빠르게 방향 전환을 하고 싶고, 공격 선수의 움직임에 좀 더 빠르게 반응하고, 수비를 더 강하게 하고 싶은가? 그렇다면 편측성 폭발력이 필요하다. 지쳐 있는 상태에서 훈련을 하는 것은 실제 시합 상황을 고려했을 때 완벽한 환경이라고 볼 수 있다.

■ 농구 선수들의 반응력(허들 점프, 박스 점프, 크랩 푸시업 등 이때 전이 단계에 집중한다)은 어느 정도 수준인가?

대답: 더 약하다.
분석: 코트 위에서 더 나은 성과를 위해서 더 나은 반응력이 필요하다. 시간을 가지고 꾸준히 향상시켜야 한다.

■ 농구 선수들의 그립 스트렝스(플레이트 플립, 포암 롤러, 로프 클라임)의 수준은 어떤가?

대답: 약하다.
분석: 기억하자. 그립 스트렝스가 팜 그립Palm Grip의 판단 기준이 되지는 않는다. 손바닥, 손목, 팔뚝이 중요하다. 그립 스트렝스가 향상되면 공 조절 능력이 더 나아진다. 그립 스트렝스가 향상되면 수비가 더 좋아진다. 그립 스트렝스가 좋아지면 코트 위에서도 유리하다.

■ 농구 선수들은 적절한 단백질을 잘 챙기는가?

대답: 아니다.

분석: 뛰어난 농구 선수가 되고 싶다면 올바른 영양을 챙길 뿐만 아니라, 다른 대부분의 선수들보다 더 나은 영양 상태를 갖춰야 한다는 사실을 항상 기억하고 있어야 한다. 그렇지 않고서는, 회복하는 데 훨씬 더 많이 시간이 걸리고, 성장하는 데도 더 많은 시간이 걸릴 것이다. 그리고 당신이 다른 평범한 대부분의 선수들과 같다면, 원하는 높은 수준까지 도달하기도 전에 포기할 것이다. 왜냐하면 정신력 역시 충분히 강하지 않기 때문이다.

■ 수면 시간은 어떻게 되나?

대답: 8시간
분석: 키가 크기 때문에 8~10시간의 수면 시간은 필요하다.

■ 가동성 훈련을 진행하는가?

대답: 아니다.
분석: 농구 코치와 이야기를 나눠보고 결정하도록 한다. 따로 진행하기보다는 코트 훈련을 할 때 포함시킬 수 있도록 하자.

■ 농구 선수들의 회복은 빠른 편인가? 느린 편인가?

대답: 늦다.
분석: 이 부분은 훈련 볼륨을 결정할 때도 고려해야 한다. 스트렝스 훈련을 일주일에 3일로 유지하며 차근차근 쌓아간다.

■ 훈련 프로그램 및 표

3일 훈련 프로그램 샘플

살펴보기

- Day 1: 다리
- Day 2: 상체
- Day 3: 전신

Day 1 : 다리

상태: 피로한 상태이다.

목표: 중량을 빠르게 움직이며, 웨이트 트레이닝 룸에서 자신감을 향상시킨다. 그리고 절대 스트렝스를 향상시키는 것이 목표이다.

운동	세트×개수
1A) 머슬 스내치 동작의 질에 집중한 훈련: 폭발력, 몸 조절 능력 휴식: 1:20	4×4
2A) 35~40cm까지 프론트 스쿼트 동작의 질에 집중한 훈련: 가동성, 절대 스트렝스 휴식: 1:30	4×5
2B) 플랭크 동작의 질에 집중한 훈련: 몸통 내에서의 협응력 휴식: 1:30	4×50초
3A) 워킹 런지 동작의 질에 집중한 훈련: 고관절 가동성 그리고 편측성 스트렝스	4×6/6

Day 2: 상체

상태: 정신적으로, 육체적으로 지친 상태이다.

목표: 오버헤드 안정성과 상체 스트렝스를 향상시키는 것이 목표이다.

운동	세트×개수
1A) 스내치 그립 푸시 프레스 위드 오버헤드 스쿼트 동작의 질에 집중한 훈련: 오버헤드 안정성, 가동성, 협응력 휴식: 1:30	4×4 푸시 프레스 + 1 OH 스쿼트
2A) 덤벨 인크라인 벤치 동작의 질에 집중한 훈련: 절대 스트렝스, 편측성 상체 스트렝스 휴식: 30초	4×12
2B) 풀업 동작의 질에 집중한 훈련: 절대 스트렝스, 향상된 관절 안정싱 휴식: 1:45	4×5
3A) 푸시업 동작의 질에 집중한 훈련: 근비대, 일반적인 스트렝스 휴식: 30초	3×15
3B) 포암 롤러* 동작의 질에 집중한 훈련: 근비대, 일반적인 스트렝스 휴식: 30초	3×3
3C) 덤벨 체스트 로우 동작의 질에 집중한 훈련: 근비대, 일반적인 스트렝스 휴식: 1:00	3×15

* 동작을 하기 힘든 상황이라면, 리버스 그립 리스트 컬(Reverse Grip Wrist Curls)을 진행할 수 있다.

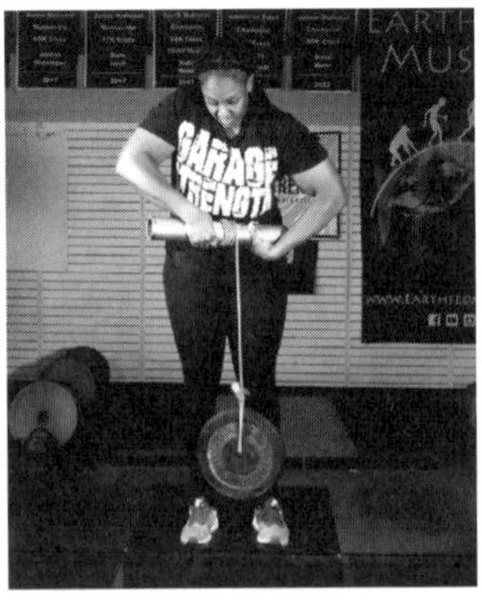

포암 롤러

Day 3: 전신

상태: 정신적으로, 육체적으로 지친 상태이다.

목표: 폭발력, 몸의 협응력, 그리고 웨이트 트레이닝에 대한 자신감을 키우는 것이 목표이다.

운동	세트×개수
1A) 원 박스 파워 스내치 동작의 질에 집중한 훈련: 폭발력과 협응력 휴식: 1:30	4×3
2A) 투 박스 파워 클린 온 더 미닛(OTM) 동작의 질에 집중한 훈련: 폭발력과 힘 흡수력 휴식: OTM	6×2
3A) 덤벨 컬 앤드 프레스DB Curl and Press 동작의 질에 집중한 훈련: 어깨 스트렝스와 근비대 휴식: 30초	4×8
3B) 브이 업V-Up 동작의 질에 집중한 훈련: 코어 스트렝스 휴식: 30초	4×15
3C) 랫풀다운Lat Pulldown 동작의 질에 집중한 훈련: 관절 안정성과 근비대 휴식: 1:20	4×15

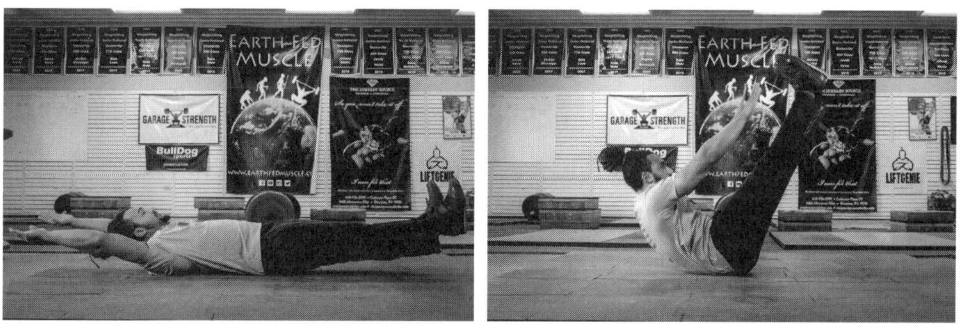

브이 업

훈련 설계 & 주기화

다음에 나오는 자료들은 당신, 선수 혹은 코치에게 1년 동안 사용할 수 있는 프로그램을 제공한다. 이 훈련은 일반적인 농구 훈련 사이클을 따르고 있다. 훈련 프로그램에서 선수의 퍼포먼스의 정점을 준비하고 시기를 정하는 전략은 프로/세미프로와 비슷하나 타이밍은 상당히 다르다. 여기서 제시하는 접근법은 선수를 준비하는 경우에는 사용하지 않는 것이 좋다. 훈련 전략에 대해서 스스로 공부하고 배워서 적절한 시기에 자신의 몸 상태를 올바르게 최고로 만들어줄 수 있는 좋은 코치를 찾도록 하자.

훈련 프로그램을 사용할 때, 매크로사이클에서의 강도와 볼륨 수준에 우선 집중하자. 이 부분이 당신이 우선적으로 통제해야 하는 부분이다. 매크로사이클 안에서 마이크로사이클(하루 기반의)의 강도와 볼륨을 조절하자. 다시 말해서, 매크로사이클에서의 강도와 볼륨을 적절히 결정하는 것이 중요하며, 그 안에서 다시 강도와 볼륨을 조절한다.

1년 훈련 프로그램

단계	월	강도*	볼륨
시작	4~5	중간에서 저강도	고볼륨
강해지고 폭발적으로 바뀌는 시기	6	고강도	저볼륨
	7	중간 강도	고볼륨
	8	저강도	고볼륨
프리 시즌	9	고강도	저볼륨
	10	중간 강도	고볼륨
시즌	11	중간 강도	저볼륨
	12	저강도	고볼륨
	1	중간 강도	저볼륨
피크	2~3	고강도	매우 낮은 볼륨

* 별도로 올림픽 리프팅 혹은 보디빌딩이라고 구체적으로 언급하지 않는다면, 강도와 볼륨은 리프팅과 농구 프로그램에서의 강도와 볼륨을 말하는 것이다.

비시즌 기간의 1주일 훈련 프로그램

요일	일	월	화	수	목	금	토
코츠 훈련	없음	중간 강도, 중간 수준의 테크닉	중간 강도, 중간 수준의 테크닉	중간 강도, 중간 수준의 테크닉	중간 강도, 중간 수준의 테크닉	중간 강도, 중간 수준의 테크닉	휴식
리프팅*	Day 1 다리	리프팅 하지 않음	Day 2 상체	리프팅 하지 않음	Day 3 전신	리프팅 하지 않음	

* 모든 리프팅 무게는 60~80% 사이에서 훈련을 진행한다.

시즌 기간의 1주일 훈련 프로그램

시합 스케줄에 따라서 리프팅 훈련 일정이 유동적으로 바뀔 수도 있다. 3개의 리프팅 훈련 세션 모두 진행하고, 적절한 영양 그리고 회복에 집중한다.

요일	일	월	화	수	목	금	토
코트 훈련	없음	코트 훈련: 게임도 가능	코트 훈련: 게임도 가능	코트 훈련: 게임도 가능	코트 훈련: 게임도 가능	코트 훈련: 게임도 가능	휴식
리프팅	Day 1 다리	리프팅 하지 않음	Day 2 상체	Day 3 전신	리프팅 하지 않음	리프팅 하지 않음	

CHAPTER 5

야구 Baseball

야구는 스트렝스 훈련에 투자를 해야 한다고 부모와 선수 모두에게 설득하기에 가장 힘든 스포츠 종목이기도 하다. 단지 '기능성 훈련'이라는 타이틀로 적절한 스트레스와 이에 대한 적응도 일어나지 않는 멍청한 훈련을 하는 것이 아니라, 진짜 제대로 된 스트렝스 훈련에 시간과 노력을 투자한다면, 플레이트에서 파워가 증가하고 베이스에서도 스피드가 향상될 것이다. 수비를 할 때도 집중력이 상당히 증가할 것이다. 정신적으로도, 선수는 근육 협응력이 증가하면서 반응력도 좋아지고 스트렝스도 상당히 좋아졌다는 것을 깨닫기 시작할 것이다. 다리 스트렝스가 좋아지고, 가동성이 향상되면서, 선수는 팔로 공을 던질 때도 스트레스가 줄었다는 것을 알게 된다. 왜냐하면 몸통부터 다리 전체에 걸쳐서 협응력이 좋아졌기 때문이다.

여기서 야구와 관련된 최고의 문제를 한번 살펴보자. 많은 관심을 받는 유망한 선수가 4~6개월 동안 웨이트 트레닝에 집중해서 훈련한다. 그리고 웨이트 트레이닝의 효과를 경험하고 테크닉의 기초가 다져지면서 더욱 기술적으로 발전하는 것을 느낀다. 그러고 나서 순회 코치, 테크닉 코치, 고교 코치, 타격 코치 그리고 투구 코치들은 더 큰 무대로 가기 위해서는 일주일에 5번 경기를 치르는 것이 더 중요하다고 선수들을 설득하게 된다(다른 스포츠보다 야구 선수들은 코치들과 순회팀에게 더 많은 돈을 쓴다. 이게 사실이다). 이런 잘못된 전제가 선수들의 번아웃, 부상을 유발하게 되며, 더 큰 무대로 진출할 수 있는 기회를 박탈하게 되는 것이다. 적절하고 필요한, 그리고 균형 잡힌 훈련을 하는 사람들만이 더 멀리 나아갈 수 있다.

야구 선수들을 위한 리프팅 동작

- 머슬 스내치Muscle Snatch
- 비하인드 넥 저크 인 스플릿Behind Neck Jerk in Split
- 2박스 파워 클린2-Box Power Clean
- 노 피트 클린No-Feet Clean
- 퍼즈 앳 니 파워 스내치Pause at Knee Power Snatch

머슬 스내치

머슬 스내치는 다양한 측면에서 야구 선수들에게 영향을 줄 수 있는 리프팅 동작이다. 머슬 스내치의 시작 자세는 일반적인 스내치의 시작 자세와 완전히 동일하다. 머리부터 엉덩이까지 중립 상태로 정렬되고 엉덩이는 머리보다 약간 아래에 위치한다. 팔은 편안한 상태로 유지하고 광배근을 개입시키면서 등은 최대한 평평한 상태(약간 아치가 있다)를 만들어준다. 리프팅을 시작하면서, 무릎을 펴게 되고 가슴은 바벨을 살짝 넘어간다. 햄스트링은 완전히 길어지면서 사용된다. 여기서 일반적인 스내치와 리프팅의 느낌이 달라진다. 가슴은 바벨 앞으로 넘어가 있으며, 무릎은 완전히 펴진 상태를 유지한다. 이때 상체를 이용해서 두 번째 풀 동작을 하게 된다. 뒤꿈치는 바닥에 닿아 있는 상태에서 승모근이 개입된다. 승모근을 이용해서 슈러그 동작을 하면서, 햄스트링을 이용해서 관절을 펴게 된다. 이때 바벨과 몸이 접촉되지는 않는다. 몸을 길게 편 상태에서 동작을 마무리하면서 어깨 관절 근육을 활용해서 계속해서 힘을 만들어낸다. 그러면서 바벨이 회전하면서 올라가게 된다. 리시빙 자세에서 바벨이 멈추면서 오버헤드 자세를 만들게 될 때 뒤꿈치가 바닥에 다시 닿게 된다.

동작을 할 때의 느낌과 목표

- 시작 자세에서 광배근을 활성화시킨다.
- 시작 자세에서 견갑대에 힘을 주고 안정적인 상태를 만든다.
- 햄스트링이 개입된다.
- 마무리 동작에서 햄스트링과 대퇴사두근 그리고 고관절을 함께 적절히 사용한다.
- 승모근과 견갑대를 활용해서 슈러그 동작을 적극적으로 한다.
- 외회전을 하면서 바벨을 들어올려 리프팅 동작을 마무리한다.

육체적 전이

가끔씩 야구 선수들은 폭발적인 움직임과 그들의 코어 그리고 어깨를 함께 적절히 사용하는 데 어려움을 겪는다. 이것은 이들 중 많은 사람들이 어깨와 팔꿈치에 문제가 있는 경우가 많기 때문이다. 머슬 스내치는 앞 3가지(폭발적인 움직임, 코어, 어깨)를 적절히 잘 사용하는 법을 알려줄 수 있는 비교적 느린 리프팅 동작이다. 야구 선수들은 또한 높은 속도에서 견갑대 움직임을 조절하는 데 어려움이 있다. 머슬 스내치는 강한 외회전과 함께 동작이 마무리된다. 보통의 템포로 수행되며, 어깨 스트렝

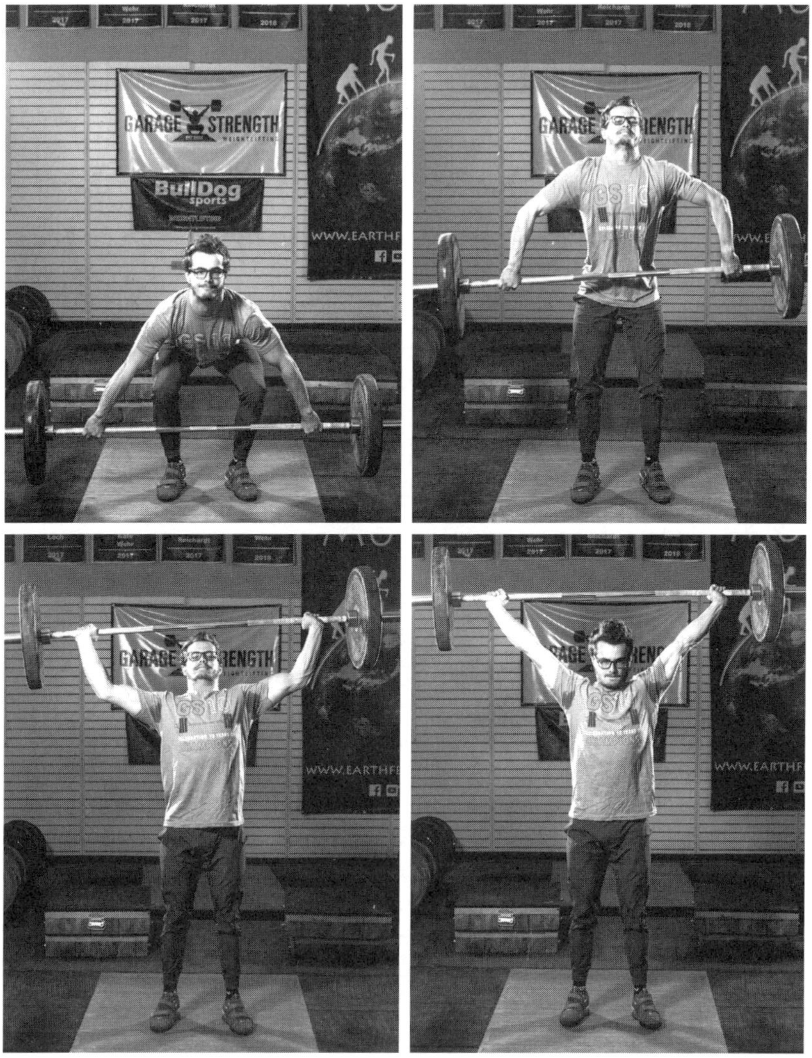

머슬 스내치

스에 있어서 아주 탄탄한 기초 바탕이 될 수 있다. 결과적으로 부상에 노출 없이 더 강하게 공을 던질 수 있도록 도와줄 것이다.

정신적 전이

- 발을 바닥에 닿은 상태에서 진행하는 다리 스트렝스 훈련은 적절한 파워를 만들어낼 수 있는 방법을 알려준다.
- 힘을 만들어내는 방법을 배우게 되면서 투구와 타격의 역학적 움직임에 도움이 된다.

- 파워가 더 향상되면서 타선의 폭발적인 공격력에서 더 큰 빛을 보게 된다.
- 스윙이 두드러질 정도록 더 빨라지고 상황 판단력 및 결정력도 더 좋아진다.
- 어깨가 더 안정적인 움직임 패턴을 갖추게 되며, 이 상태를 유지할 수 있다.

비하인드 넥 저크 인 스플릿

야구에서 많은 동작들이 편측성 자세에서 이뤄진다. 선수가 이 자세에서 꾸준히 규칙적으로 훈련받지 않았다면, 스플릿 자세에서 상당한 힘을 만들어내는 것이 위험하며 상당히 힘들다. 비하인드 넥 저크 인 스플릿 동작은 야구 선수들에게 스플릿 자세에서 주로 사용하는 다리를 앞으로 내밀지 않은 상태에서도 강력하고 안정적인 자세를 유지하는 법을 가르친다. 여기서 집중해야 하는 부분은 주로 자신이 많이 사용하는 다리를 뒤로 보내고 그렇지 않은 다리를 앞으로 보내면서도 강력하고 견고한 몸통 자세를 유지하는 것이다. 그리고 에너지가 발에서부터 코어를 거쳐서 바벨로 전달되고 안정적인 오버헤드 자세가 직접 느껴져야 한다.

동작을 할 때의 느낌과 목표

- 앞쪽에 있는 다리를 바깥쪽으로 돌리고 뒤쪽 다리가 안정적으로 바닥에 닿아 있는 상태로 강하고 단단한 지지면을 만든다.
- 발이 지면을 밀면서 힘을 만드는 것을 느껴본다.
- 힘이 코어를 거쳐서 손으로까지 전달되는 것을 느껴본다.
- 폭발적인 움직임이 바벨까지 전달되도록 한다.
- 강력한 코어를 바탕으로 안정적인 어깨 자세를 만든다.

육체적 전이

편측성 자세에서 힘을 만들어내는 데 집중하는 것은 실제로 야구 경기에서의 퍼포먼스에 상당한 영향을 미치기 때문에 중요하다. 스플릿 자세는 던지기 자세와 매우 유사하며, 지면으로부터 발생하는 에너지를 느끼기에 아주 간단한 방법이다. 지면에서 발생한 에너지는 지면에서 코어를 거쳐서 오버헤드 자세로 전달된다. 야구 선수들은 자신의 코어 능력을 사용하는 데 어려움을 겪는 경우가 많으며, 안정성을 유지한 상태에서 자신이 가진 강력한 힘을 사용하는 방법도 잘 모르는 경우가 많다. 스플릿 자세에서의 저크 동작은 강한 고유 수용성 감각을 위해서 비교적 간단하고 쉬운 자세로 바벨을 위치시킨 상태에서 시작한다. 그러고 나서 적절한 움직임 패턴

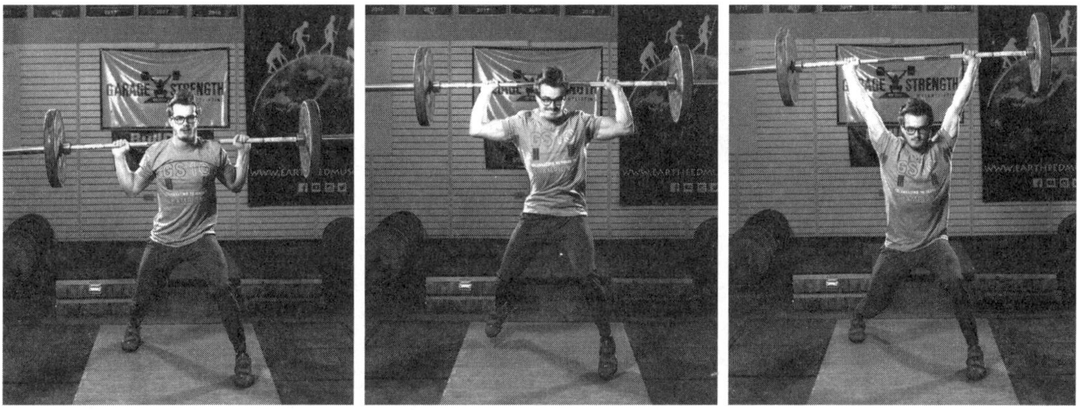

비하인드 넥 저크 인 스플릿

과 안정적인 오버헤드 자세를 만든다. 이때도 계속해서 스플릿 자세에서 강한 지지면 상태를 유지해줘야 한다.

정신적 전이

- 중량을 빠르게 움직이면서 자신감이 향상된다.
- 스플릿 자세에서 중량을 움직이는 방법을 배우게 되면서 던지기 동작에서 정신적 자신감에도 긍정적인 영향을 준다.
- 고관절/코어 그리고 어깨 사이에 협응력이 두드러질 정도로 좋아지면서 던지기 동작에서 자세가 더 좋아진다.
- 스플릿 오버헤드 자세에서 힘을 흡수하면서 선수가 오버헤드 자세에서 실제로 어깨 안정성을 느낄 수 있도록 도와준다.
- 적절한 움직임과 에너지가 분산되는 것을 느끼는 것은 야구 경기 현장에서 기술적인 운동 패턴이 향상된다.

투 박스 파워 클린

투 박스 파워 클린은 야구 선수들에게 아주 큰 도움이 되는 동작이다. 바벨은 대략 30cm 높이의 박스 위에 있으며, 시작 자세에서 바벨은 무릎 높이 혹은 무릎보다 살짝 위에 있다. 그립은 클린 그립과 동일하며, 팔은 길게 편 상태로 양발은 일반적인 클린 시작 자세에서의 스탠스로 벌린다. 광배근에 힘을 주고 활성화시키며, 허리에 아치를 만들고 등 상부에도 힘을 줘서 견고한 상태를 만든다. 리프팅은 무릎이 뒤로

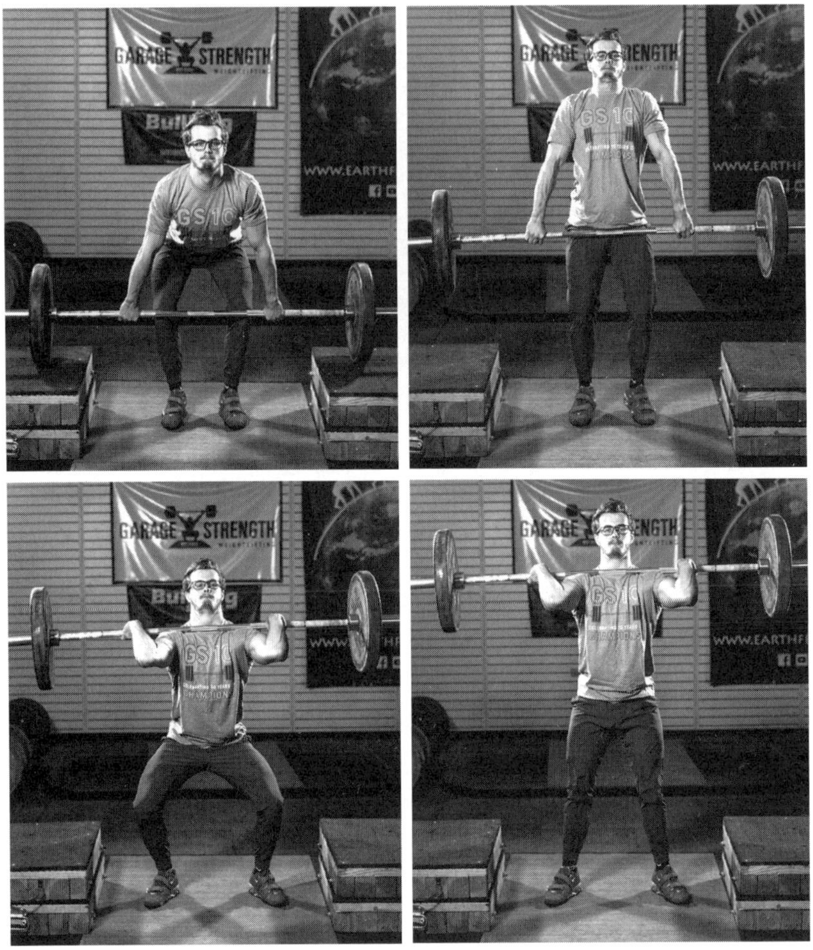

투 박스 파워 클린

이동하면서 시작하며 가슴은 위로 이동한다. 이 동작은 야구 선수들이 베이스에서의 그리고 필드 포지션에서의 자세와 유사하다. 햄스트링이 개입되고 이 햄스트링을 통해서 몸통이 바벨을 들면서 리프팅을 시작할 수 있게 된다. 뒤꿈치에서부터 앞꿈치 쪽(발가락)으로 힘이 전달되면서 고관절을 펴게 된다. 팔은 길게 펴진 상태이며, 가슴은 넓게 편 상태로 견갑대에 힘을 줘서 안정적인 상태를 만든다. 바벨이 몸에 접촉이 되면서 수직 방향으로 폭발적인 힘을 만들게 된다. 슈러그 동작을 통해서 바벨을 몸에 가까이 붙인 상태로 고정시키고, 바벨을 축으로 팔꿈치를 아주 적극적으로 회전시킨다. 바벨이 어깨에 얹어진 상태에서 복부와 등 근육이 빠르게 활성화된다. 그리고 이때 바벨을 몸통으로 받을 때 발생하는 힘과 에너지가 바닥으로까지 전달된다.

동작을 할 때의 느낌과 목표

- 등에 힘이 들어간 견고한 상태이다.
- 햄스트링을 활성화시켜서 개입시킨다.
- 폭발적으로 움직이지만, 통제 가능한 움직임이어야 한다.
- 바벨을 축으로 팔꿈치를 빠르게 움직여 몸통을 수직으로 곧게 세운 상태로 바벨을 받는다.
- 등을 견고한 상태로 유지하면서 강력하게 코어를 활성화시킨다.
- 코어에서 발까지 힘을 전달하여 적용한다.

육체적 전이

다양한 측면에서 육체적 전이가 일어난다. 투 박스 파워 클린에서 사용하는 중량은 일반적인 클린 동작과 비교해서 가볍지만, 이 움직임을 통해서 중량을 빠르게 움직이는 법을 배울 수 있다. 자세가 무너지지 않고 안정적인 상태로 빠르게 바벨을 어깨 위로 가져오기 위해서는 엄청나게 많은 운동 단위를 동원해서 감속을 시키는 능력이 요구되기도 한다. 그러면서 코어 동원 능력이 향상되며, 다리를 이용한 감속 능력도 발달한다. 그러면서 시합에서 더 나은 스피드를 만들 수 있게 된다. 마지막으로, 시작 자세의 각도는 필드 포지션과 베이스 런닝 자세와 매우 비슷하다. 이 리프팅 움직임은 타자가 친 볼에 반응하는 능력에도 직접적으로 도움이 되는 것으로 여겨진다. 베이스 러너 혹은 필더Fielder가 더 빨리 반응할 수 있을수록, 필드에서 더 나은 자세를 만들 수 있다.

정신적 전이

- 중량을 빠르게 움직일 수 있게 되면 자신감도 상당히 증가하게 된다.
- 온몸을 견고하고 단단하게 만든 상태로 바벨을 받는 연습을 하면(캐치 포지션) 선수가 코어 전체를 동원하는 부분에 대해서 더 잘 인지할 수 있게 된다.
- 웨이트리프팅을 하면서 움직임이 빨라지게 되면 필드에서의 움직임도 빨라진다.
- 신경계를 더 많이 자극하는 방법을 배우게 되면 필드 위 실제 시합에서 아주 다양한 상황에서 더 빠르게 반응할 수 있게 된다.

노 피트 클린

노 피트 클린 동작으로 훈련할 때, 바벨을 바닥에서 들어올리는 느낌을 더 잘 느끼고 바벨을 더 잘 통제하는 느낌을 느끼는 것이 목표이다. 야구 선수들이 지면을 밀어내면서 힘을 적절히 사용하는 법을 배우면서, 더 긴 시간 동안에 힘을 만들어내는 방법을 배울 수 있게 된다. 웨이트 트레이닝을 하면서 몸을 통제할 수 있는 능력이 훨씬 더 좋아지면 필드에서의 몸을 움직이는 능력도 더 좋아진다.

클린 그립으로 바벨을 잡고 동작을 시작한다. 양발은 프론트 스쿼트 자세의 스탠스로 만들고 견갑대에 안정적으로 힘을 주고 훨씬 더 큰 장력을 시작 자세에서 만들도록 한다. 바벨을 바닥에서 들기 시작하면서, 무릎은 뒤로 이동하여 뒤꿈치 위쪽으로 간다. 팔은 완전히 펴진 상태에서 햄스트링을 개입시킨다. 바벨을 위로 당기면서, 손목을 굴곡시켜서 바벨을 고관절 쪽으로 더 붙여서 고정시킨다. 바벨이 고관절에 접촉이 될 때까지 뒤꿈치는 바닥에 계속 붙어 있다. 발은 계속 바닥에 붙어 있지만, 발목이 펴지면서 뒤꿈치가 바닥에서 떨어질 수는 있다. 바벨이 몸에 접촉이 된 후에 슈러그 동작을 하면서 바벨을 위로 당긴다. 그리고 바벨을 축으로 팔꿈치를 빠르게 회전시켜서 바벨을 어깨 위에 올린다. 이때 흉추를 신전시키고 몸을 단단하고 견고하게 만들어서 힘을 흡수한다. 풀 동작 이후에 바벨이 어깨 위에 올라올 때까지 여전히 발은 바닥에 닿아 있는 상태이다. 그리고 바벨을 받을 때 엉덩이를 뒤로 빼서 뒤꿈치 위로 오도록 해서 스쿼트를 한다. 스쿼트 동작 이후에 신전-단축 사이클(SSC Stretch-Shortening Cycle)을 이용해서 빠르게 일어선다.

동작을 할 때의 느낌과 목표

- 바벨을 바닥에서 들어올리면서 강한 장력을 만들어낸다.
- 바닥에서 들어올릴 때 에너지를 이용해서 광배근과 견갑대를 함께 적절히 사용한다.
- 무거운 중량을 활용해서 강력한 자세를 유지하도록 한다.
- 빠른 가속을 통한 강력한 캐치 자세가 만들어지는 것을 느낀다.
- 긴 시간에 걸쳐서 힘을 만들어서 적용하는 것에 집중한다.
- 견고한 상태로 바벨을 받아서 빠르게 일어선다.

육체적 전이

노 피트 클린은 엄청난 스트렝스, 가동성 그리고 스피드를 발달시킬 수 있다. 몸에게 힘을 흡수하는 방법과 그것을 다시 활용하는 방법을 알려주면서 절대 스트렝스

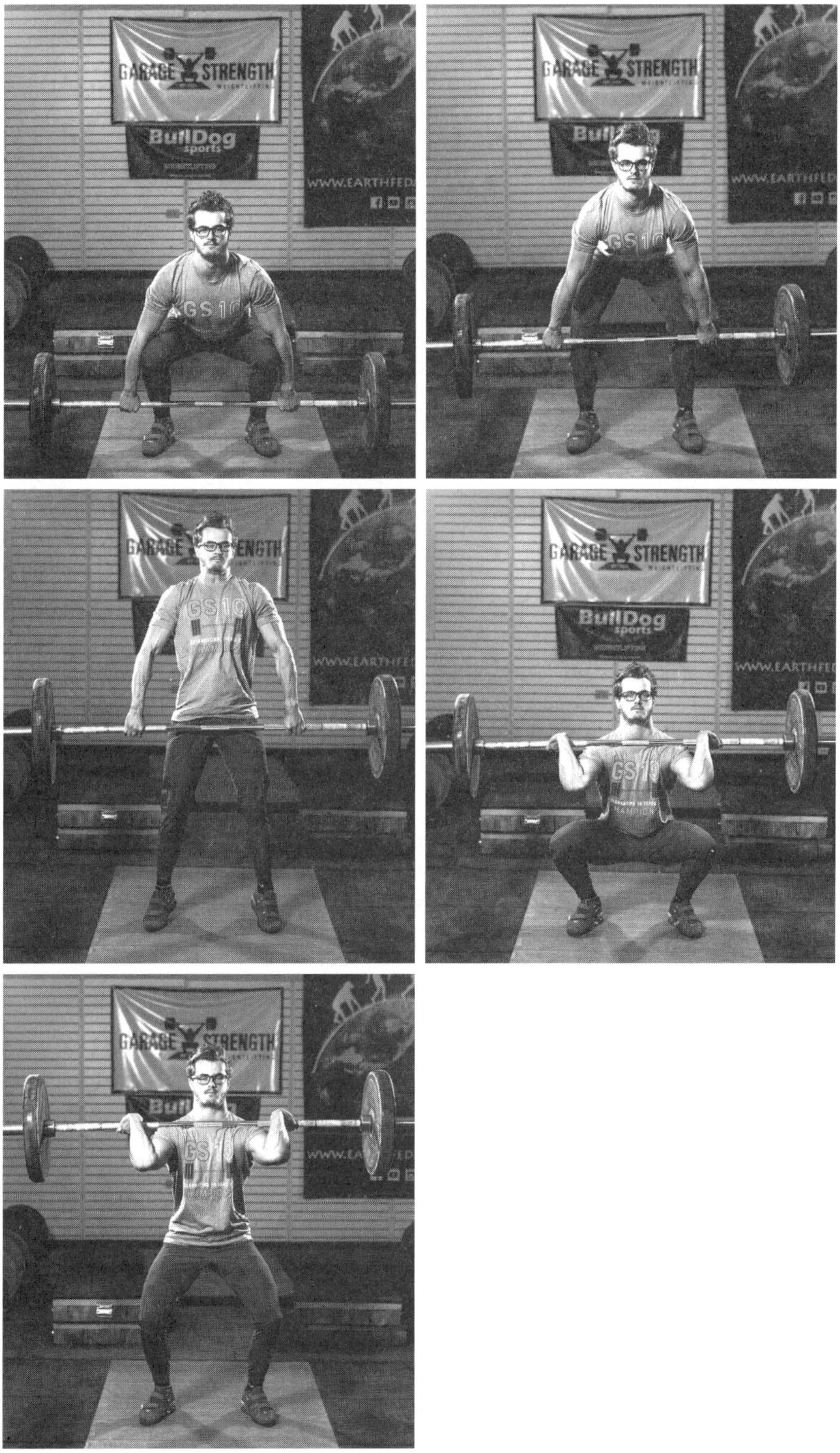

노 피트 클린

발달을 유발할 수 있는 드문 리프팅 동작이다. 선수들이 어떻게 빠르게 반응하고 빠르게 방향 전환을 할 수 있는지에 대해서 알려줄 수 있다는 측면서 실제 선수들에게 큰 도움이 되는 리프팅 동작이다. 이렇게 얻은 스트렝스와 파워는 당연히 타석에서도 직접적으로 도움을 줄 수 있다.

정신적 전이

- 강해진 것을, 몸이 좋아진 것을 느끼고 경기에 집중한다.
- 고중량을 기술적으로 잘 통제할 수 있는 능력은 경기에서 선수의 움직임 조절 능력에도 그대로 영향을 준다.
- 웨이트 트레이닝룸에서 정신적 집중 상태는 실제 경기에서는 집중력에도 큰 영향을 준다.
- 스트렝스와 파워 훈련을 꾸준히 해오면서 선수들의 도전 정신이 더욱 향상된다.
- 정신적인 다리 스트렝스에 대한 협응력은 또한 던지기를 할 때 다리를 이용한 드라이브 동작과 파워를 향상시킬 것이다.

퍼즈 앳 니 파워 스내치

많은 다양한 종목 스포츠에 있어서 최고의 리프팅 동작 중에 하나이다. 바벨을 바닥에서 들어올리다가 정강이 가장 윗부분에서 멈춘다. 이때 햄스트링이 개입되어 활성화되는 것을 느끼고, 가슴이 바벨을 살짝 넘어가 있는 상태이다. 팔은 길게 편 상태이며, 바벨을 몸 쪽으로 가까이 붙인 상태를 유지하기 위해서 광배근을 사용한다. 이 자세에서 스내치를 할 때 사용하게 될 힘이 발에도 느껴진다. 바벨을 위로 당겨서 들어올릴 때 무릎이 뒤로 이동하고, 바벨은 단단히 고정된 상태에서 고관절 쪽으로 이동한다. 활성화된 햄스트링을 이용해서 고관절이 펴지면서 바벨은 수직 방향으로 이동하게 된다. 뒤꿈치가 바닥에 붙어 있는 상태에서 바벨을 회전시켜서 캐칭 포지션을 만든다. 이때 몸이 빠르게 중량을 감소시킨다.

동작을 할 때의 느낌과 목표

- 퍼즈 포지션(멈춰 있는 자세)에서 견갑대를 활성화시킨다.
- 햄스트링을 활성화시키고 등에 힘을 주고 단단히 만든다.
- 움직임을 통제한 상태에서 바벨을 빠르게 가속시켜서 고관절까지 가져온다.
- 빠르게 감속해서 오버헤드 자세를 만들면서 폭발적으로 동작을 마무리한다.

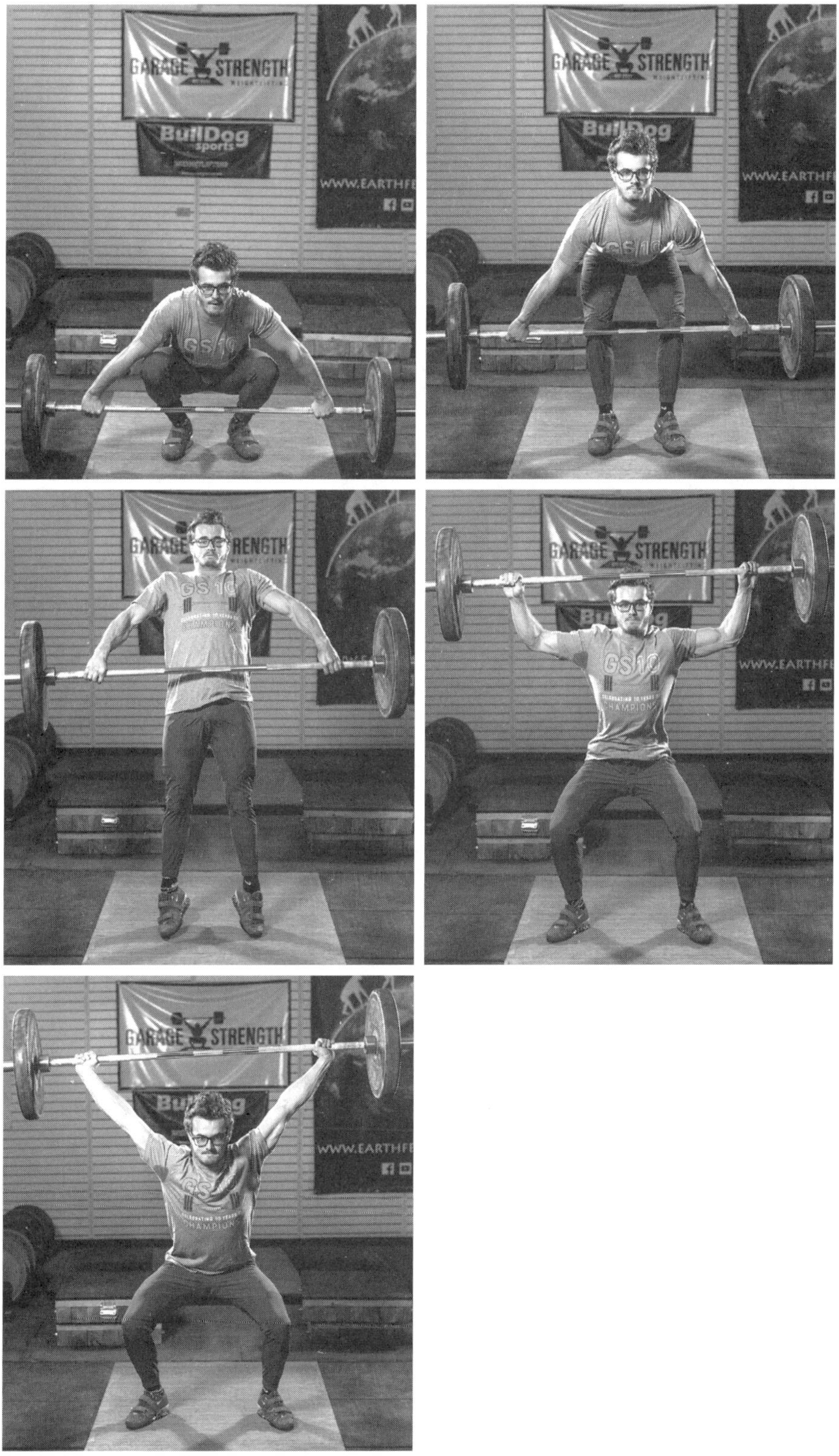

퍼즈 앳 니 파월 스내치

육체적 전이

야구의 많은 동작들이 퍼즈 자세에서 진행된다. 그래서 파워 스내치에서 잠시 퍼즈를 한다(동작을 멈춘다). 특정 동작에서 적극적으로 멈췄다가 빠르게 다시 움직일 수 있는 능력은 필드에서 그리고 베이스 러너에게 눈에 두드러지는 퍼포먼스 향상을 가져다준다. 바벨을 감속시키기 위해서 필요한 스피드는 실제 야구 선수들이 경기를 함에 있어서 갑작스럽게 방향 전환을 빠르게 해야 하는 순간에 필요한 운동 능력이다.

정신적 전이

- 빠르게 중량을 움직일 수 있는 능력은 육체적인 활동에 있어서 다양한 측면에서 이점을 가져다준다.
- 빠르게 힘을 적용하는 훈련은 타석과 필드에서 자신감을 향상시킨다.
- 베이스 러너로서 위험에 대한 누려움이 감소한다.
- 더 빠르게 반응할 수 있는 능력은 더 수준 높은 상대 선수 혹은 팀과 만났을 때의 자신감 향상에 좋은 영향을 준다.
- 폭발적인 움직임에 있어서의 더 나은 역학적 움직임은 필드에서 빠르게 움직일 때의 운동 조절 능력을 향상시킬 것이다.

■ 야구 주기화

야구에서 고려해야 할 내용

어릴 때부터 기술에 대한 중요성에 대해 강조하는 말을 많이 들어왔기 때문에, 야구 선수들은 꽤나 협응력이 좋다. 야구라는 스포츠는 작은 기술적인 움직임들에 대한 집중을 많이 하고 있다. 그래서 다른 종목의 선수들보다 올림픽 웨이트리프팅과 스트렝스 훈련의 필요성에 대해서 이해가 어느 정도 있는 편이다. 이들의 스트렝스 훈련의 목표는 투구를 할 때나 배팅을 할 때 어떻게 자신들의 하체를 적절히 사용할 수 있을지를 배우는 것이다. 하체를 적절히 잘 사용하면 어깨에 대한 스트레스가 많이 줄어들 수 있다. 그리고 부상을 피할 수 있으면 투구, 타격 그리고 필드에서의 움직임이 더 폭발적으로 바뀔 수 있다.

생리학적으로, 야구 선수들은 다음과 같은 요인들을 가지고 있는 경우도 있으며, 훈련에 영향을 주기도 한다.

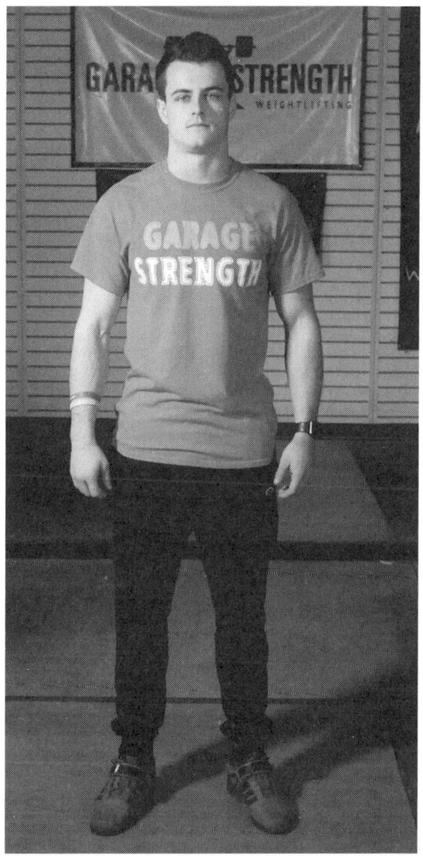

- 공을 던지는 어깨의 움직임이 좋지 않다.
- 공을 던지는 어깨가 약하거나 통증이 있다.
- 움직이는 반대쪽 허리가 약하거나 통증이 있다.

야구 선수들의 정신적인 상태는 선수마다 천차만별이다. 야구 선수들의 협응력은 뛰어나기 때문에 어려운 움직임을 빠르게 배울 수 있는 능력이 있다. 그러나 정신적인 상태에서 대해서 말하자면, 평균적으로 야구 선수들은 불편함을 싫어한다. 그렇기 때문에 웨이트 트레이닝 자체에 대해서 스트레스를 받고 어렵다고 생각하는 것이다. 그러나 만약 웨이트 트레이닝의 중요성을 끊임없이 강조하고 선수들에게 할 수 있는 환경을 조성한다면, 야구 선수들은 금방 배워서 성과를 낼 수 있다.

영양과 회복에 집중하는 것은 야구 선수들에게 또 다른 큰 자산이 될 것이다. 일반적인 야구 선수들은 영양을 잘 챙기지만, 이 부분을 잘 활용하지 못한다. 회복은 보통 수준이거나 느린 편이다. 그러나 영양과 회복 모두 부족한 부분이 있다면 대부분은 다른 이유보다는 잘 활용하지 못하고 있기 때문이다. 야구 선수들은 협응력이 요구되는 외부 자극을 많이 받는다. 그럼에도 불구하고 이렇게 많은 에너지와 파워를 필요로 하는 움직임 이후에도 회복에 잘 신경 쓰지 않는다.

개인화된 훈련 프로그램을 진행하는 야구 선수 분석

다음의 모든 질문들은 야구 선수 훈련 주기화에 영향을 준다. 일반적인 내용들뿐만 아니라, 구체적이고 개인화된 내용들도 포함되어 있기 때문에, 효과적인 시스템을 만드는 데 큰 도움이 될 것이다.

- 일주일 몇 번을 필드에서 훈련을 하는가?

  대답: 시즌에는 적어도 일주일에 5번 한다.
  분석: 비시즌에는 일주일에 3일 특정 움직임에 집중하는 훈련을 한다. 어떤 경우든, 야구의 역학적인 움직임 자체가 선수들의 스트렝스 향상에 영향을 준다.

- 야구 선수들은 테크닉 훈련을 일주일에 몇 번 정도 진행하는가?

  대답: 일주일에 5일 실전 훈련을 하지만, 대부분 테크닉 훈련이다.
  분석: 야구 선수들은 훈련 이후에 추가적인 훈련을 할 수 있을 만큼 체력이 좋다.

- 야구 코치가 추가적인 컨디셔닝 훈련에 대해서도 관여하는가?

  대답: 아마도. 하지만 코치마다 다르다.
  분석: 추가적인 컨디셔닝 훈련을 하기는 하지만, 일반적으로 일주일에 한 번 베이스를 달리는 훈련을 한다. 그렇지만 웨이트 트레이닝에 잠재적으로 큰 도움이 될 수 있는 훈련은 아니다.

■ 다른 훈련보다 우선적으로 리프팅 훈련을 진행하는가? 일주일에 몇 번 정도 웨이트 트레이닝을 하는가?

대답: 그렇다. 일주일에 3~4일 웨이트 트레이닝을 한다.

분석: 시합 2~3일 정도 전에만 진행하기만 한다면 언제인지는 크게 중요하지 않다.

■ 야구 선수들은 어깨 관절이 얼마나 내회전되는가?

대답: 많이는 아니다.

분석: 내회전이 부족하여 가끔씩 야구 선수들은 던질 때 약점이 드러난다. 이 부분이 편측성 어깨 회전을 어느 정도 초래할 수 있다.

■ 야구 선수들의 양측성 운동(벤치 프레스, 백 스쿼트, 프론트 스쿼트와 같은) 능력은 어느 정도 수준인가?

대답: 평균 수준이다.

분석: 양측성 스트렝스를 향상시킴으로써, 선수들은 자동적으로 더 빨리 박스에서 벗어날 수 있으며, 필드 안에서(인필드), 필드 밖에서(아웃필드) 더 볼을 잘 쫓을 수 있으며, 더 높이 점프할 수 있다. 그리고 타격의 파워도 더 커진다.

■ 야구 선수들의 편측성 운동(덤벨 벤치, 상체를 이용한 슬레드 풀, 싱글 레그 스쿼트와 같은) 능력은 어느 정도 수준인가?

대답: 평균 수준이다.

분석: 다시 말하지만, 편측성 운동 능력을 향상시키기 위해서 노력한다면, 달리기 스피드와 베이스에서 선수의 반응력과 필드에서의 방향 전환 등에 큰 영향을 줄 것이다.

■ 야구 선수들의 풀링 운동(풀업, 로프 크라이밍) 능력은 어느 정도 수준인가?

대답: 약하다.

분석: 야구 선수들은 일반적으로 몸통 안정성이 떨어지기 때문에 등이 약간 말려 있는 상태이다. 그래서 바닥에서 바벨을 들어올리는 동작에서 몸통과 등을 함께 사용하는 데 어려움을 겪는다.

■ 야구 선수들의 프레싱 운동(딥, 벤치 프레스, 인클라인 벤치 프레스) 능력은 어느 정도 수준인가?

대답: 매우 약하다.

분석: 이것은 워낙 야구에는 던지는 동작에서 어깨를 많이 사용하기 때문이다. 프레싱 능력이 개선된다면, 더 안정성을 갖추면서 무거운 무게를 들 수 있는 능력이 생길 것이다. 그러면서 던지기 능력도 함께 좋아진다.

■ 야구 선수들의 양측성 폭발력(클린, 스내치, 박스 점프, 허들 점프)은 어느 정도 수준인가?

대답: 평균이다.

분석: 양측성 폭발력은 필드에서 선수들의 움직임에 상당한 영향을 줄 것이다.

■ 야구 선수들의 편측성 폭발력(싱글 레그 점프, 점프 런지, 점프 스텝업)은 어느 정도 수준인가?

대답: 평균이다.

분석: 편측성 폭발력은 빠른 방향 전환과 컷 동작 그리고 다양한 각도와 방향에서의 점프 능력을 좋아지게 할 수 있다.

■ 야구 선수들의 반응력(허들 점프, 박스 점프, 크랩 푸시업 등 이때 전이 단계에 집중한다)은 어느 정도 수준인가?

대답: 약하다.

분석: 반응력이 좋아지면, 선수들은 공에 대한 반응이 더 빨라질 수 있다. 그리고 순간적으로 빠른 판단을 할 수 있다. 그리고 더 나은 필드 상황 판단을 할 때 스피드에 의존할 수 있게 된다. 더 빠르게 반응할 수 있을수록, 더 상황 판단을 빠르게 할 수 있으며, 베이스와 필드에서 자신감도 더 높아진다.

■ 야구 선수들의 그립 스트렝스(플레이트 플립, 포암 롤러, 로프 클라임)의 수준은 어떤가?

대답: 약하다.

분석: 매우 중요한 부분이다. 기억하자. 그립 스트렝스는 단지 팜 스트렝스 Palm Strength뿐만 아니라, 손목과 전완의 파워도 포함하는 것이다. 야구 선수

들의 그립 스트렝스는 일반적으로 그렇게 좋지는 않다. 그러나 야구공을 많이 만지기 때문에, 공에 대한 조절 능력은 좋다. 그립 스트렝스를 키우게 되면, 손목 굴곡 스피드 때문에 공을 빠르게 던질 수 있다. 그리고 강한 손목과 전완 때문에 공을 더 길게 칠 수 있으며 스윙을 잘 마무리하는 능력이 좋아진다.

■ 야구 선수들은 적절한 단백질을 잘 챙기는가?

대답: 그렇다.

분석: 야구 선수들은 영양은 잘 챙기지만, 그것을 잘 활용하지 못한다. 이 부분만 보완하면 된다.

■ 수면 시간은 어떻게 되나?

대답: 8시간

분석: 6~8시간은 필수적이다.

■ 가동성 훈련을 진행하는가?

대답: 아니다.

분석: 항상 야구 선수들의 리프팅 훈련 프로그램에 가동성을 포함시키도록 하자. 점프 다이내믹 스트레칭 등 재밌고 가볍게 진행해보자.

■ 선수들의 회복은 빠른 편인가? 느린 편인가?

대답: 늦다.

분석: 회복이 늦으면 운동 볼륨도 낮아질 수밖에 없다.

■ 훈련 프로그램 및 표

3일 훈련 프로그램 샘플

살펴보기

- Day 1: 다리
- Day 2: 상체
- Day 3: 다리

Day 1 : 다리

상태: 정신적으로 육체적으로 좋다. 훈련을 하지 않은 상태이다.

목표: 무겁고, 열심히 리프팅 훈련을 하고 자신감을 키우는 것이 목표이다.

운동	세트×개수
1A) 퍼즈 앳 니 파워 스내치 동작의 질에 집중한 훈련: 하체 스트렝스 & 협응력을 활용한 전신 폭발력 휴식: 1:20	5×3
2A) 노 피트 클린 동작의 질에 집중한 훈련: 전신 스트렝스와 협응력 휴식: 30초	5×2
3A) 싱글 레그 스쿼트 동작의 질에 집중한 훈련: 편측성 하체 스트렝스 휴식: 30초 3B) 코삭 스쿼트Cossack Squat 동작의 질에 집중한 훈련: 편측성 하체 가동성 그리고 스트렝스 휴식: 1:30	4×6/6 4×8/8

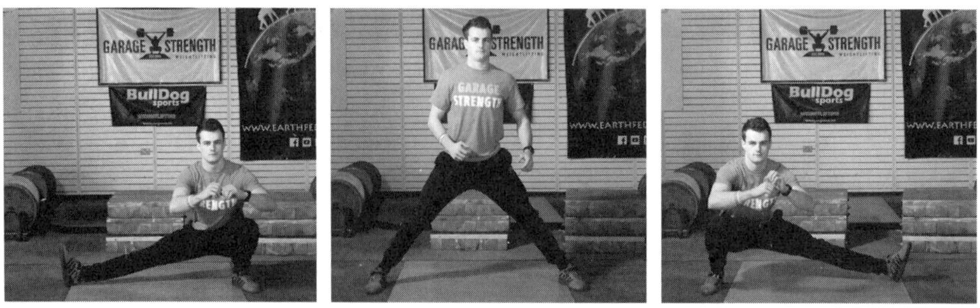

코삭 스쿼트

Day 2: 상체

상태: 많은 연습량 그리고 어깨를 많이 사용해서 피로도가 높은 상태이다.

목표: 전체적인 스트렝스를 위해서 많이 사용하지 못한 근육을 강화시키고 안정화 시키는 것을 목표로 한다.

운동	세트×개수
1A) 머슬 스내치 동작의 질에 집중한 훈련: 전신 스트렝스와 협응력 휴식: 1:30	4×3
2A) 비하인드 넥 저크 퍼즈 인 스플릿 동작의 질에 집중한 훈련: 전신 폭발력과 고유 수용성 감각 휴식: 1:30	5×3
3A) 뉴트럴 그립 풀업 동작의 질에 집중한 훈련: 편측성 상체 풀 동작 그리고 폭발력 휴식: 30초 3B) 덤벨 뉴트럴 그립 벤치 동작의 질에 집중한 훈련: 상체 편측성 스트렝스 휴식: 30초	4×4 4×8
4A) 덤벨 체스트 로우 동작의 질에 집중한 훈련: 상체 편측성 스트렝스 휴식: 30초 4B) 덤벨 외회전 동작의 질에 집중한 훈련: 어깨 안정성 그리고 부상 방지/재활 휴식: 1:30	4×12 4×10/10

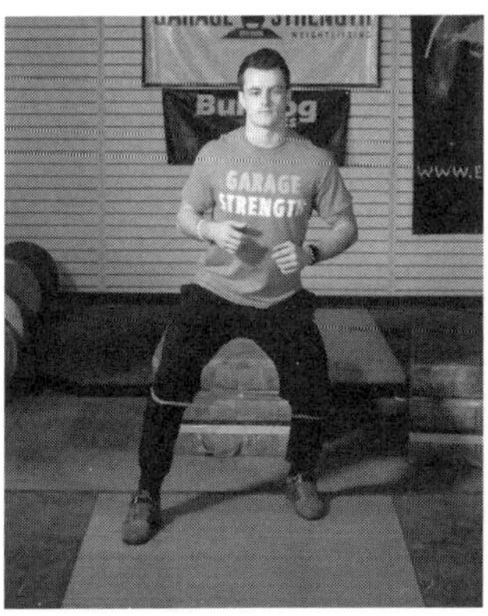

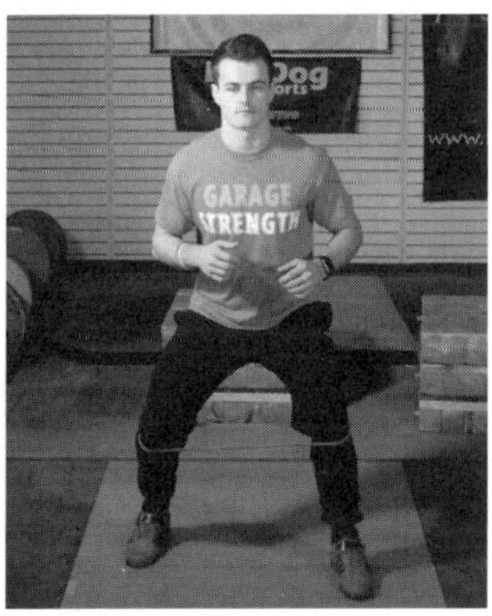

몬스터 밴스 워크

Day 3: 다리

상태: 훈련 때문에 정신적으로, 육체적으로 지친 상태이다.

목표: 중량을 빠르게 움직이고, 자신감을 향상시키고 절대 스트렝스를 키우는 것이 목표이다.

운동	세트×개수
1A) 투 박스 파워 클린 온 더 미닛(OTM) 동작의 질에 집중한 훈련: 폭발적인 스트렝스, 스트렝스 인듀어런스 & 전신 협응력 휴식: OTM	7×2
2A) 백 스쿼트 마우러스 템포Maurus Tempo* 동작의 질에 집중한 훈련: 양측성 스트렝스, 폭발력 그리고 반응력 휴식: 30초	4×4
2B) 박스 점프 동작의 질에 집중한 훈련: 양측성 폭발력 휴식: 1:30	4×3
3A) 린세스컴 런지Lincecum Lunge 동작의 질에 집중한 훈련: 편측성 스트렝스와 폭발력 휴식: 30초	3×8/8
3B) 몬스터 밴스 워크Monster Band Walks 동작의 질에 집중한 훈련: 가동성, 전신 협응력 휴식: 1:30	4×12

* 마우러스 템포(Maurus Tempo)는 스쿼트 반복 횟수 사이에 가장 윗 구간에서 휴식을 하지 않는 것이다. 세트는 반드시 한 번에 마무리되어야 한다.

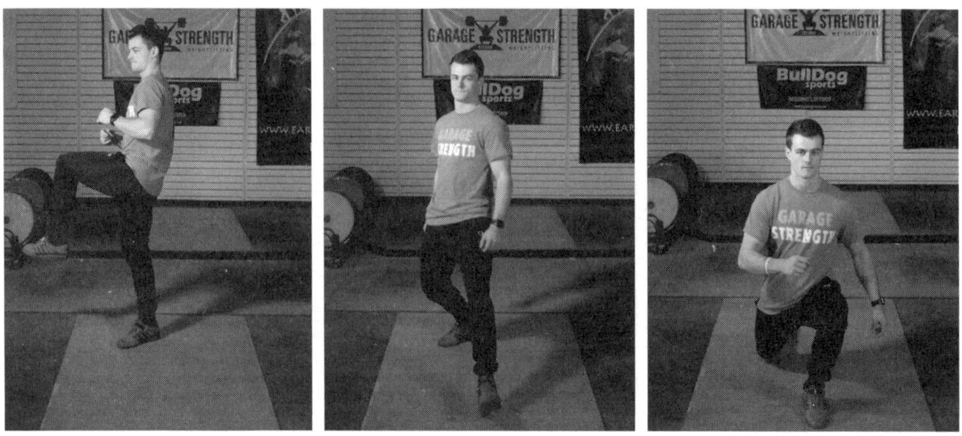

린세스컴 런지

훈련 설계 & 주기화

다음의 자료들은 당신, 선수 혹은 코치에게 1년 동안 사용할 수 있는 프로그램을 제공한다. 이 훈련은 일반적인 야구 훈련 사이클을 따르고 있다. 훈련 프로그램에서 선수의 퍼포먼스의 정점을 준비하고 시기를 정하는 전략은 프로/세미프로와 비슷하나 타이밍은 상당히 다르다. 여기서 제시하는 접근법은 선수를 준비하는 경우에는 사용되지 않는 것이 좋다. 훈련 전략에 대해서 스스로 공부하고 배워서 적절한 시기에 자신의 몸 상태를 올바르게 최고로 만들어줄 수 있는 좋은 코치를 찾도록 하자.

훈련 프로그램을 사용할 때, 매크로사이클에서의 강도와 볼륨 수준에 우선 집중하자. 이 부분이 당신이 우선적으로 통제해야 하는 부분이다. 매크로사이클 안에서 마이크로사이클(하루 기반의)의 강도와 볼륨을 조절하자. 다시 말해서, 매크로사이클에서의 강도와 볼륨을 적절히 결정하는 것이 중요하며, 그 안에서 다시 강도와 볼륨을 조절한다.

1년 훈련 프로그램

단계	월	강도*	볼륨
본격 시작	4~5	중간에서 저강도	고볼륨
강도가 높아지는 시기	6	고강도	저볼륨
	7	중간 강도	고볼륨
	8	저강도	고볼륨
프리 시즌	9	고강도	저볼륨
	10	중간 강도	고볼륨
시즌	11	중간 강도	저볼륨
	12	저강도	고볼륨
	1	중간 강도	저볼륨
피크	2~3	고강도	매우 낮은 볼륨

* 별도로 올림픽 리프팅 혹은 보디빌딩이라고 구체적으로 언급하지 않는다면, 강도와 볼륨은 리프팅과 야구 프로그램에서의 강도와 볼륨을 말하는 것이다.

비시즌 기간의 1주일 훈련 프로그램

요일	일	월	화	수	목	금	토
필드 훈련	없음	테크닉 집중 훈련	없음	테크닉 집중 훈련	없음	테크닉 집중 훈련	휴식
리프팅*	Day 1 다리	리프팅 하지 않음	Day 2 상체	리프팅 하지 않음	Day 3 다리	리프팅 하지 않음	

* 모든 리프팅 훈련을 중간 강도로 진행한다.

시즌 기간의 1주일 훈련 프로그램

요일	일	월	화	수	목	금	토
필드 훈련	없음	연습	연습	연습	게임	연습	게임
리프팅	Day 1 다리	Day 2 상체	리프팅 하지 않음	Day 3 전신	리프팅 하지 않음	리프팅 하지 않음	

CHAPTER 6

미식축구 Football

미식축구는 구체적으로 스트렝스 훈련과 올림픽 리프팅 변형 동작을 통합하고 잘 활용하는 가장 전통적인 스포츠 종목 중 하나이다. 스트렝스와 올림픽 리프팅 훈련이 실제 경기에 직접적으로 영향을 준다. 선수가 꾸준히 훈련을 한다면, 엄청난 퍼포먼스 성과를 경험하는 것이 가능하다. 다른 성과들 중에서도 각 포지션별 스탠스에서의 가동성, 공이 움직인 후 선수들의 스피드(특히 라인맨), 태클할 때의 파워 등이 실제로 스트렝스와 올림픽 리프팅 훈련 후에 나타날 수 있는 두드러진 특징들이다. 미식축구는 고관절을 주로 사용하며, 힘 발달 속도에 기반을 두고 있는데, 이 부분은 올림픽 웨이트리프팅 동작(변형 동작 포함)과 비슷하다.

수많은 주 대표All-State, 디비전 1 그리고 NCAA 미 대표All-American 선수들이 가라지 스트렝스 트레이닝의 훈련 방식과 프로그램을 사용한다. 훈련에 참여했던 모든

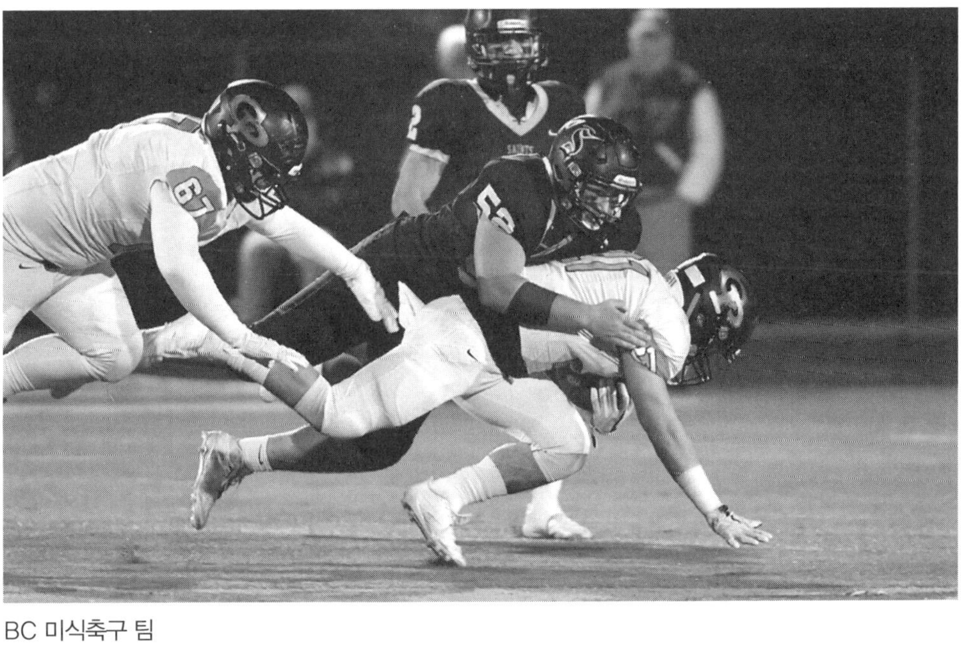

BC 미식축구 팀

선수들은 가동성 훈련으로 관절의 안정성이 증가하고 스트렝스를 향상시킬 수 있었다. 그래서 결국은 부상 방지 효과는 물론 실제 경기에서의 운동 능력치까지도 향상되었다.

지난 4년에 걸쳐서, 이 훈련 시스템을 고등학교 미식축구 팀에게 진행하고 테스트해왔다. 미식축구 분야에서 개인 훈련을 하는 방법이 그렇게 익숙하지는 않아서 대부분의 사람은 고등학교 미식축구 팀 선수들이 스내치, 클린 혹은 올림픽 리프팅 변형 동작, 가동성 훈련을 팀 단위로 하는 것이 분명 불가능할 것이라고 주장한다. 하지만 4년 연속 지역 우승을 하고 2년 연속 펜실베니아주 준결승 경기에 진출한 팀인 이들의 주장이 틀렸다는 것을 증명했다.

2016년, 64명의 고등학교 선수들 중에 1명만이 완전한 오버헤드 스쿼트를 할 수 있었다. 2017년에는 선수 100% 전원 오버헤드 스쿼트를 할 수 있었고, 2018년에도 마찬가지였다. 단순히 운동을 넘어서서, 한 개인 선수로서, 그리고 하나의 팀으로서, 웨이트 트레이닝을 하면서 이들은 더 단단해지고 자신감이 상승하고 더 많은 파워를 가지게 된다.

다음 리프팅 동작들은 미식축구에서 스피드, 스트렝스, 가동성, 파워, 그리고 힘을 흡수하는 능력을 발달시키는 데 아주 좋다.

미식축구 선수들을 위한 리프팅 동작

- 퍼즈 앳 니 파워 스내치Pause at Knee Power Snatch
- 클린Clean
- 노 브러시 스내치No Brush Snatch
- 노 피트 파워 클린No-Feet Power Clean
- OTMOn the Minute 훈련
- 로우 행 클린Low Hang Clean

퍼즈 앳 니 파워 스내치

스내치 그립으로 바벨을 잡고 바닥에서 들어올린다. 그리고 바로 무릎 밑에서 동작을 멈춘다. 2초 동안 멈춘 상태에서 햄스트링을 계속 활성화시키고, 광배근에 힘을 준다. 무릎이 발목 위쪽에 오도록 한 자세에서 등에 견고하게 힘을 준다. 팔은 길게 편 상태에서 햄스트링을 이용해서 고관절을 펴도록 한다. 바벨이 고관절에 접촉되면, 발목을 굴곡시키고 슈러그 동작을 하면서 바벨을 위로 당겨서 오버헤드 자세를 만든다. 바벨을 받을 때 뒤꿈치를 빠르게 다시 바닥에 닿게 한다.

동작을 할 때의 느낌과 목표

- 정상적인 리프팅과 동일하게 바벨을 바닥에서 들어올린다.
- 바벨이 절대로 움직이지 않고 햄스트링에 힘이 정확하게 들어간 것을 느낄 수 있을 정도로 충분히 오랫동안 멈춰 있는다.
- 동작을 멈춘 상태(퍼즈 상태)에서 발가락과 뒤꿈치가 정확하게 바닥을 누르는 느낌을 느낀다.
- 등척성 수축을 통해서 광배근을 활성화시킨다. 이때의 힘이 손으로도 전달된다.
- 햄스트링이 짧아지면서 수축할 때, 엄청난 힘을 만들어낸다. 리프팅을 하는 동안에 바닥을 계속 강하게 밀어준다.
- 바벨이 몸에 접촉된 후에, 적극적으로 고관절을 펴면서 팔을 접고 승모근이 활성화된다.
- 상체를 완전히 활성화시키기 위해서 슈러그 동작을 하면서 바벨을 얼굴 쪽으로 빠르게 당긴다.
- 바벨을 회전시키면서 오버헤드 자세로 캐치한다. 바벨을 받을 때 뒤꿈치는 바닥에 닿는다.
- 쿼터 스쿼트 자세로 앉으면서 빠르게 바벨을 감속시킨다.

육체적 전이

이 리프팅에서 멈추는 동작Pause은 미식축구에서 라인배커Linebacker, 러닝백Runningback, 디펜시브 백Defensive back 그리고 쿼터백Quarterback의 경기에서의 스탠스와 매우 비슷하다. 동일한 자세에서 몸에 생기는 장력을 리프팅 훈련을 통해 느끼면서, 실제 선수들은 그 느낌을 그대로 경기장에서 활용할 수 있다. 이렇게 리프팅 훈련을 경기와 연결시키는 것은 중요하다. 라인배커가 정적인 상태로 기다리다가 머리 위로 패스가 지나는 상황을 한번 상상해보자. 이때 라인배커 선수는 어떻게 반응하게

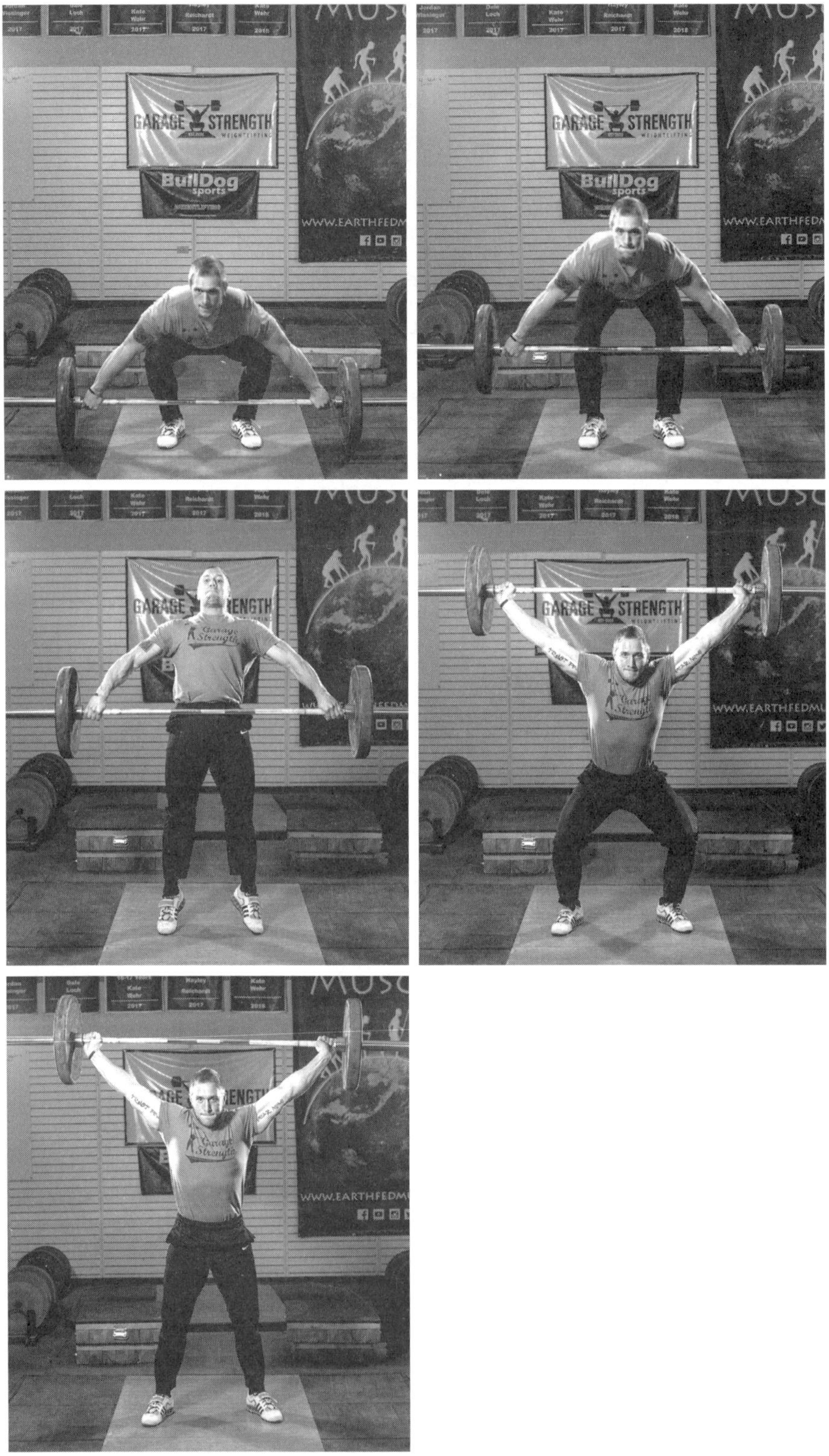

퍼즈 앳 니 파워 스내치

될까? 힘차게 뛰어서 패스를 막을 것이다. 이 동작이 실제로 바벨이 무릎 근처에 있을 때 동작을 멈췄다가 바벨을 수직 방향으로 가속시키는 리프팅 동작과 매우 비슷하다.

감속시키는 구간도 중요하다. 많은 선수들이 감속하는 방법을 배우지 않았기 때문에 방향 전환 움직임이 약하다. 파워 스내치는 쿼터 스쿼트 자세로 빠르게 동작을 멈춘다. 동일한 라인배커가 패스를 막기 위해서 점프를 하는 모습을 생각해보자. 점프를 하면서 발이 바닥에서 떨어진 상태이며, 쿼터백은 공을 가지고 있는 상태이다. 라인배커는 착지를 하자마자 방향 전환을 해서 쿼터백을 따라가야 한다. 이런 상황들 때문에 리프팅 캐치 동작에서 익힌 감속 능력이 실제 경기의 방향 전환에 큰 도움이 되는 것이다.

마지막으로, 라인배커 혹은 세이프티가 각자의 포지션 스탠스로 서 있은 모습을 생각해보자. 런닝백이 첫 발을 내딛는 모습을 보면 쿼터백으로부터 공을 받으려고 그런다는 것을 알 수 있다. 미식축구 수비 선수들은 정지 자세에서 움직이는 것을 훈련받기 때문에, 고관절을 활용해서 가속시키는 방법과 정지 자세에서 러닝백을 향해서 빨리 달려 나가는 방법을 알고 있다. 이 가속하는 방법이 경기에서 아주 중요하며, 챔피언십 우승을 하는 데 핵심이라고 볼 수 있다.

정신적 전이

미식축구는 지금 해오던 방식을 많이 따르는 경향이 있다. 선수끼리 목표가 공유된다면, 그에 따라서 자신에게 주어진 임무를 그대로 해낸다. 이렇게 선수들이 공동의 목표가 무엇이며, 어떤 일을 해야 하는지 공유된 상황이라면, 두 가지 일이 발생할 수 있다. 선수들은 훈련과 훈련의 효율성에 대해서 묻지도 따지지도 않으며, 실제로 경기에서의 비슷한 자세와 느낌을 인지하기 시작할 것이다. 이렇게 훈련과 경기의 연관성을 인지하고 이해하면, 육체적 전이는 훨씬 커진다. 이런 훈련에 대한 깊은 이해로 인해 퍼포먼스의 질이 훨씬 향상될 것이며, 더 효율적인 움직임이 가능해진다.

클린

클린은 스트렝스와 스피드를 향상시키는 데 큰 도움이 되는 아주 훌륭한 또 다른 리프팅 동작이다. 일반적인 클린 동작 역시 가동성뿐만 아니라 감속 능력을 향상시킨다. 클린 동작을 본격적으로 시작하기 전에, 클린 동작에 필요한 적절한 렉 자세와 흉추를 신전하는 방법을 선수에게 가르쳐줘야 한다.

클린 그립으로 바벨을 잡고 등은 견고한 상태를 만들고 손목은 충분한 유연하도록 풀어준다. 팔은 길게 편 상태로 광배근에 힘을 준다. 무릎을 펴면서 바벨을 바닥에서 들어올린다. 등의 각도는 거의 바뀌지 않는다. 바벨이 무릎 바로 아래쪽에 도달했을 때, 햄스트링이 완전히 활성화되면서 힘이 들어가며, 등은 평평한 처음의 자세를 그대로 유지한다. 바벨이 무릎을 지나면서 엉덩이가 앞으로 이동한다. 팔은 여전히 길게 편 상태이며, 바벨이 고관절에 접촉될 때 뒤꿈치가 바닥에 닿는다.

바벨이 몸에 접촉이 된 후에, 발목은 굴곡되고, 승모근을 활용해서 슈러그 동작을 하면서 몸에 가까이 붙인 상태로 위로 당긴다. 그리고 팔꿈치를 위로 높이 당겨주면서 팔을 접는다. 바벨을 축으로 팔꿈치를 빠르게 회전시킨다. 팔꿈치를 높이 당기면서 회전시키게 되면, 바벨은 어깨 높이까지 오게 될 것이다. 이때 다리를 넓게 벌려서 바벨을 받을 자세를 만든다. 양발은 평평하게 바닥에 완전히 닿게 하며, 팔꿈치는 높이 들어올린다. 바벨을 받을 때 발생하는 부하를 감속시키기 위해서 몸통에 상당한 장력을 만들어서 견고하게 만든다. 바벨을 받을 때, 리프터는 팔꿈치에서 뒤꿈치까지 힘이 전달되는 것을 느끼면서 가능한 최대한의 장력을 만들어내는 것이 중요하다. 바벨을 받는 동작에서 빠르게 탄성이 생겨, 이 힘을 이용해서 바벨을 받고 일어서게 된다.

동작을 할 때의 느낌과 목표

- 바벨을 들어올릴 때 발 전체에 고유 수용성 감각을 강하게 느낀다.
- 등은 견고하며 발 전체에 걸쳐서 힘이 이동한다.
- 바벨이 무릎 높이까지 도달하면 햄스트링에 상당한 부하가 걸린다.
- 양팔은 길게 편 상태이며, 광배근은 힘이 들어가 있다. 햄스트링으로 고관절을 편다.
- 바벨이 몸에 접촉이 된 후 발목이 굴곡되고 팔을 접는다.
- 바벨을 축으로 팔꿈치를 빠르게 회전시킨다.
- 바벨을 받을 때 힘을 흡수하기 위해서 장력을 만들어 견고한 몸통 상태를 유지한다.
- 바벨을 받을 때 상체를 곧게 세운 안정적인 상태를 유지하고 바벨을 받은 후 리시빙 자세에서 일어선다.
- 코치들은 선수들이 프론트 랙 자세에서 충분한 견갑대 가동성이 확보되고 흉추 신전이 가능한지를 항상 확실히 해야 한다.

육체적 전이

완전한 클린 동작은 경기에 도움이 될 수 있는 다양한 요인을 가지고 있다. 클린의

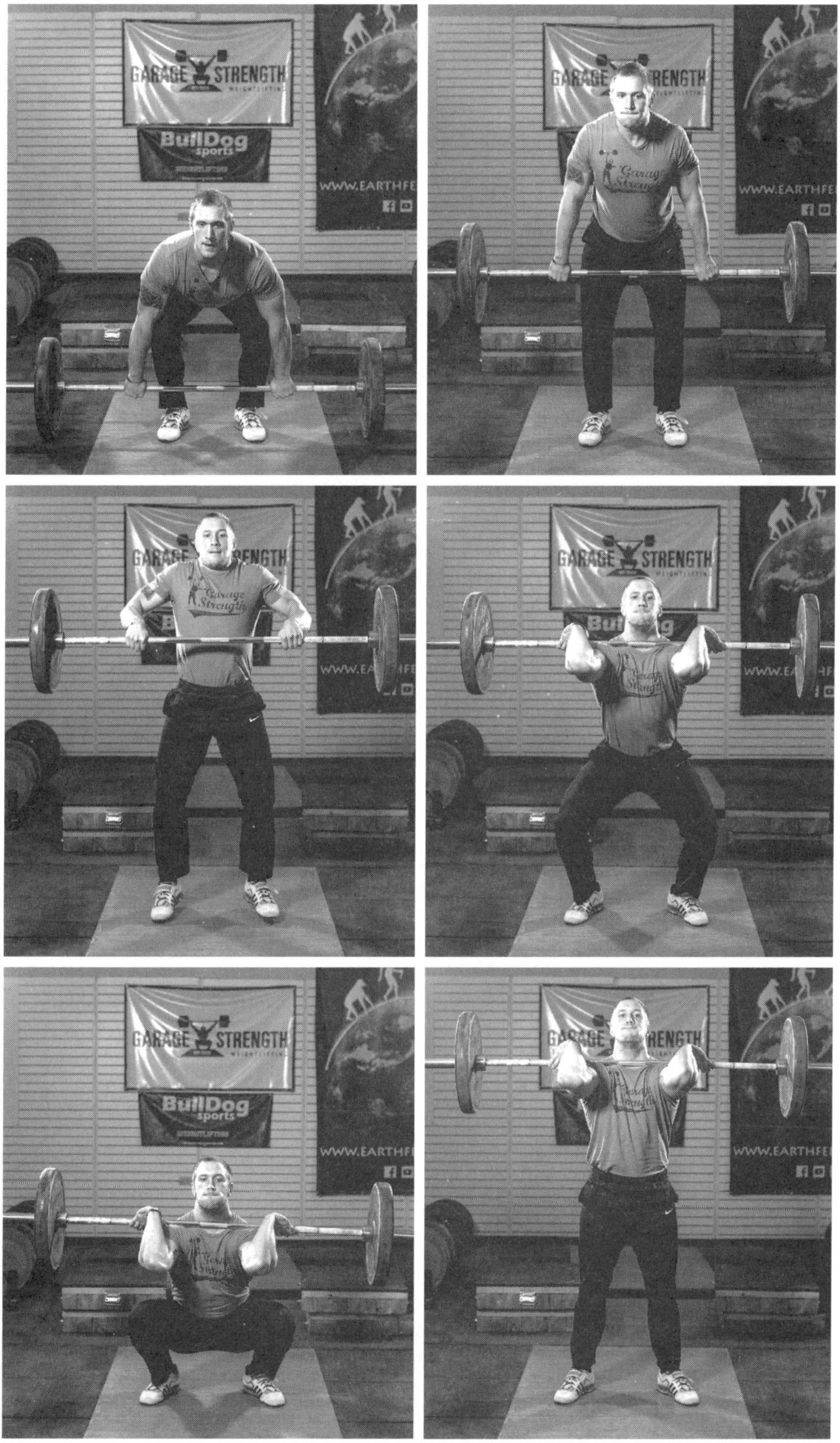

클린

시작 자세가 라인맨, 풀백 그리고 타이트 엔트의 3포인트 스탠스(선수들의 출발 자세 중에 하나)와 거의 동일하다. 그렇기 때문에 초보자들의 경우는, 클린을 하면서 바닥에서 바벨을 들어올리는 동작이 더 강해질수록 3포인트 스탠스에서의 움직임이 더 좋아질 것이다. 비슷한 이유로 완전한 클린 동작을 하지 않는 다른 선수들과 비교했을 때, 가동성을 최대 범위까지 활용할 수 있으며 더 낮은 자세에서도 편안해질 것이다.

바벨이 무릎을 지나면서 다시 파워 포지션을 만들게 된다. 완전한 클린을 할 때는 파워 클린을 할 때보다 더 무거운 무게를 들기 때문에 더 강한 자세를 만들고 유지하기 위해서 놀라울 정도로 근육을 많이 동원하고 함께 사용할 수밖에 없다. 공이 움직이고 난 뒤 라인맨의 움직임을 한번 살펴보자. 낮은 시작 자세로 있다가 실제로 움직이면서 매우 덩치가 큰 상대방과 부딪힐 수밖에 없다. 상대방 라인맨과 대적하면서 발생하는 힘을 흡수해서 그 힘을 다시 적절히 사용해야만 한다. 여기서 훈련으로부터의 성과가 전이되는 것을 확인할 수 있다. 여기서 대적하게 되는 상대방 라인맨이 파워 자세에서 무거운 무게를 지탱하는 것과 같다. 그 힘을 흡수해서 다시 사용하는 것은 무거운 중량의 바벨을 클린으로 받으면서 힘을 흡수하고 그 힘을 다시 이용해서 파워 자세에서 일어나는 것과 같다. 마지막으로, 풀 스쿼트 자세로 클린을 하면 고관절의 움직임이 더 좋아지고 더 안정적인 상태로 바뀐다. 이 부분은 미식축구에 있어서 큰 이점이다.

정신적 전이

테크닉과 가동성이 충분해질 때까지는 비교적 가벼운 무게로 리프팅 훈련을 하자. 완전한 클린 동작만큼이나 가벼운 무게로 리프팅을 적절히 하면 어느 정도의 스트렝스, 파워 그리고 폭발력을 빠르게 키울 수 있기 때문에 자신감이 빠르게 상당히 높아질 수 있다. 훈련의 목표와 전이성에 대해서 항상 소통하자. 그러면 상당한 효과를 경험할 수 있다.

노 브러시 스내치

노 브러시 스내치는 인내심, 가동성 그리고 자신의 몸에 대한 인지력을 발달시킬 수 있는 훌륭한 도구이다. 미식축구 선수들의 실제 경기에서의 자세는 대부분 발 앞쪽에 무게중심이 있다. 이 자세에 익숙한 선수들은 리프팅 플랫폼에서 발 전체로 지면을 인내심 있게 끝까지 밀어내는 것이 쉽지 않다. 이 리프팅 동작은 바벨이 몸에 접촉되지 않지만 고관절 신전은 동일하게 발생한다. 그렇기 때문에 고유 수유성 감각

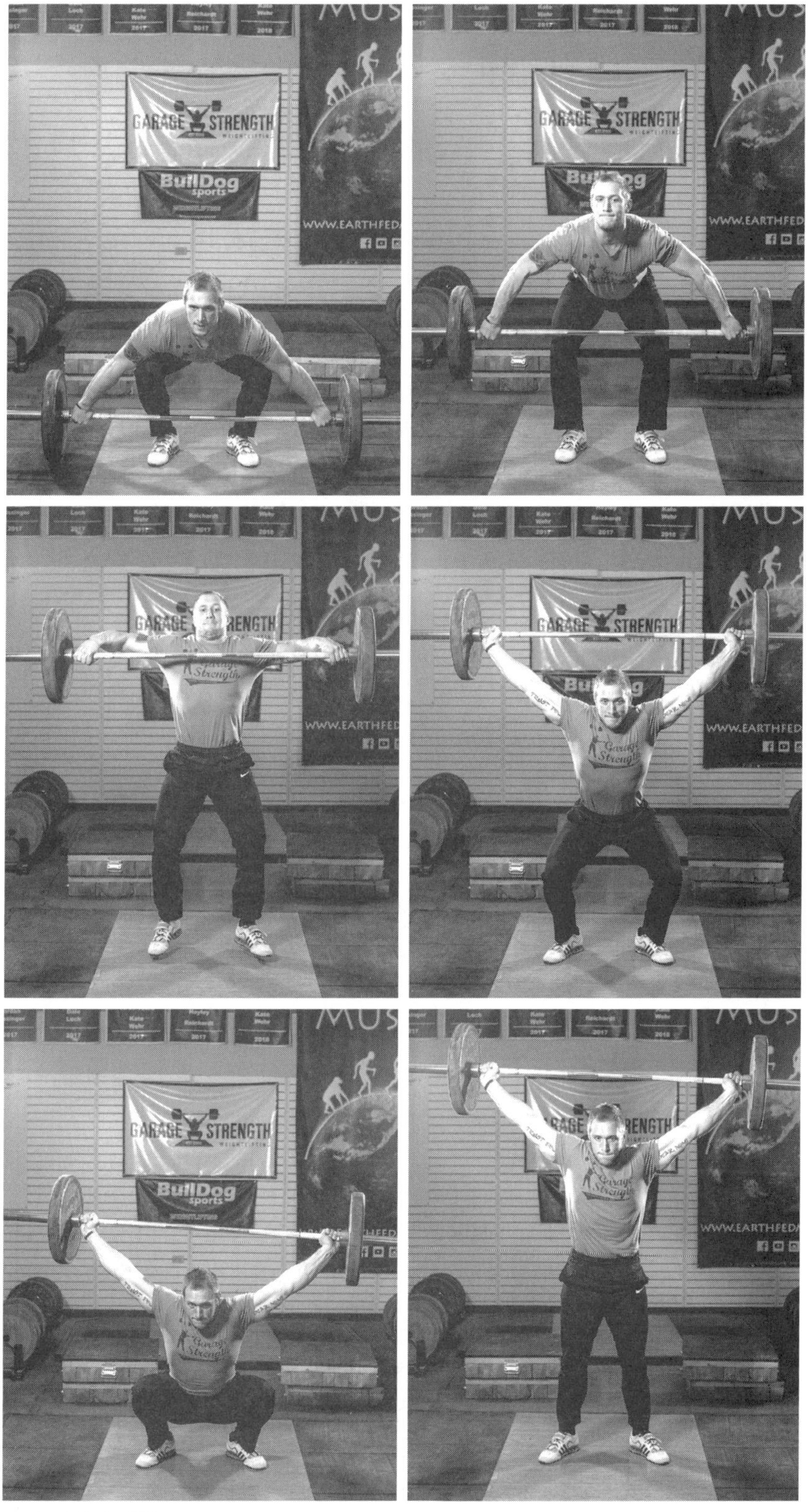

노 브러시 스내치

과 가동성이 상당히 향상된다.

일반적인 스내치 자세와 동일하게 시작한다. 그리고 바벨을 바닥에서 들어올리는 것 또한 다른 스내치 움직임과 동일하다. 등은 단단하게 힘이 들어간 상태이며, 발은 발가락부터 뒤꿈치까지 골고루 무게중심이 분산되어 있다. 광배근이 활성화되어 있으며, 무릎을 펴면서 리프팅 동작이 시작된다. 무릎이 펴지면서, 가슴은 바벨 앞으로 넘어가 있으며, 뒤꿈치는 바닥에 붙어 있는 상태이고, 팔은 길게 펴져 있다. 바벨이 무릎을 지나면서, 고관절이 펴지기 시작한다. 그러나 여전히 뒤꿈치는 바닥에 닿아 있으며, 가슴은 수직으로 움직이기 시작한다. 바벨은 고관절에 접촉되지 않는 상태로 올라가면, 승모근을 이용해서 슈러그 동작을 하면서 바벨을 강하게 위로 당긴다. 팔꿈치도 수직으로 올라온다. 승모근을 적극적으로 사용하는 시점에 고관절이 펴진다. 이후에 발목이 굴곡되기 시작한다.

선수들은 적극적으로 상체를 이용해서 슈러그 동작을 하면서 리프팅 동작을 마무리한다. 마지막 자세는 정상적인 스내치 캐치 자세와 같다. 노 브러시 스내치를 할 때 흉추를 강하게 신전시켜서 바벨을 오버헤드 자세로 가져오면서 리프팅을 마무리할 때 상체는 아주 중요한 역할을 한다. 안정적인 오버헤드 자세를 위해서 캐치 자세에서 뒤꿈치는 빠르게 바닥에 닿게 된다.

동작을 할 때의 느낌과 목표

- 바닥에 바벨을 들어올릴 때 등을 단단하고 견고한 상태로 만든다.
- 발에 고유 수용성 감각이 강하게 느껴져야 한다.
- 리프팅을 시작할 때 무릎이 펴지고 가슴은 바벨 앞으로 넘어가 있으며, 햄스트링은 길어진다.
- 고관절에서 바벨이 접촉되지 않게 하기 위해서 슈러그를 할 때 상체를 아주 적극적으로 사용한다.

육체적 전이

고관절 높이보다 낮은 자세에서 더 많은 파워를 만들어야 하는 상황이 미식축구 경기에서 아주 빈번하게 발생한다. 이 리프팅은 더 가벼운 무게로 진행하지만 상당히 높은 협응력을 필요로 한다. 노 브러시 스내치는 라인에서의 스피드를 향상시키고, 상체 스트렝스를 발달시킬 것이다. 첫 번째 스텝을 더 빨리 내디딜 수 있는 팀이 의심할 여지없이 스크리미지 라인을 정복할 수 있다. 결국은 승리에 더 가까워진다.

방향 전환과 힘을 흡수할 수 있는 능력 역시 노 브러시 스내치 동작을 통해서 습득할 수 있다. 리프팅을 할 때 움직임을 제대로 통제해서 몸을 수직으로 편 뒤에 다시 방향을 전환해서 아래로 이동하는 동작은 미식축구 경기장에서의 선수들의 움직임에 상당한 전이가 일어난다. 손으로부터 그리고 발 전체로 힘을 흡수하는 것은 빠르게 운동 단위를 동원시키는 데 도움이 된다. 이 부분은 강하게 상대방과 부딪힐 때 힘을 흡수하는 데 있어서 필요하며, 오버헤드 자세에서 빠른 손의 움직임은 가동성 향상에도 좋다.

정신적 전이

새로운 움직임을 습득하고 적절히 실행해보는 것은 자신감의 향상에 좋다. 노 브러시 스내치는 힘든 동작이지만 올림픽 웨이트리프팅 동작을 약간 변형했기에, 선수들이 자신의 움직임과 빠른 폭발력을 느껴보기에 좋다. 파워와 스피드가 있다고 생각하면, 퍼포먼스 역시 따라오게 된다. 이것은 마치 플라시보 효과Placebo Effect와 같다. 하지만 스피드와 반응력에 있어서 평생 효과가 있다.

노 피트 파워 클린

근육 조절력, 스피드, 스트렝스와 힘을 흡수하는 능력이 단 하나의 리프팅 동작에 모두 들어가 있다. 노 피트 파워 클린 동작은 선수들이 위대해지기 위해서 필요한 모든 요소를 가지고 있다.

프론트 스쿼트와 동일한 양발 너비로 선다. 팔은 길게 펴져 있으며, 엉덩이는 일반적인 스내치 동작과 비교했을 때 약간 더 낮다. 항상 그렇듯이 등은 항상 강하고 견고하다. 팔을 길게 편 상태로 가슴이 바벨 앞으로 살짝 넘어가 있는 상태에서 무릎을 펴면서 리프팅을 시작한다. 발가락부터 뒤꿈치까지 발 전체로 지면을 밀어내면서 힘을 만든다. 바벨이 무릎을 지나면서, 햄스트링을 이용한 고관절 신전을 통해서 가속을 계속 이어간다. 바벨이 고관절에 빠르게 접촉되면서 강한 슈러그와 발목 굴곡을 유발한다. 이것을 통해서 승모근과 비교적 늦게 접힌 팔꿈치 움직임을 통해서 리프팅을 마무리할 수 있다. 파워 자세에서 힘을 흡수하고 안정적인 자세를 유지하기 위해서 온 힘을 쥐어짜내는 높이에서 바벨을 축으로 해서 팔꿈치를 회전시킨다.

동작을 할 때의 느낌과 목표

- 바벨을 바닥에서 들어올릴 때 자세를 견고하게 만들어서 유지한다.
- 바벨이 몸에 접촉이 될 때까지 발 전체가 바닥에 완전히 닿아 있다.
- 광배근에 힘을 줘서 바벨을 몸에 가까이 붙인다.

- 적극적인 슈러그 동작과 함께 빠르게 고관절을 펴면서 바벨과 접촉시킨다.
- 위로 올라온 바벨을 축으로 팔꿈치를 빠르게 돌리면서 적절히 발생하는 힘을 흡수한다.
- 바벨을 받을 때 몸통에 강하게 힘을 주고 견고하게 만든다.
- 바벨을 받을 때 팔꿈치에서 발까지 발생한 장력이 유지되어야 한다.

육체적 전이

수많은 자세에서 빠르게 에너지를 만들어낼 수 있는 능력의 가치는 미식축구에서 놀라울 정도로 높다. 다시 한 번, 시합 중 라인맨의 움직임에 대해서 머리로 생각해보자. 시작 자세를 한 상태에서 라인에서 스피드를 내는 것은 중요하다. 리프팅에서 바닥에서 바벨을 들어올리는 첫 번째 풀 동작을 한번 생각해보면 라인맨이 스피드를 내면서 처음 움직이는 것과 비슷하다. 바벨이 몸에 접촉이 되는 움직임은 라인맨이 상대방과 대적하기 위해서 서로 몸이 접촉되는 움직임과 비슷하다. 이런 실제 경기에서의 기술들이 리프팅 훈련을 통해서 선수들의 중추신경계에 반복해서 자극을 주는 것이다. 바닥에서 강하게 동작을 시작하는 것 그리고 고관절을 빠르게 펴면서 바벨과 몸이 접촉되는 운동 능력이 뛰어난 라인맨 플레이를 가능하게 해준다.

라인맨 움직임 이외에도, 노 피트 파워 클린은 다른 포지션에도 도움이 된다. 라인배커와 러닝백은 항상 지면과 고관절을 활용해서 에너지를 만들어내는 법을 알 필요가 있다. 이 과정에서 햄스트링을 적절히 사용하는 법을 배우게 된다. 햄스트링은 스피드에 필요한 엔진과도 같다. 바벨 캐치 포지션에서 견고한 자세로 캐치를 해보도록 하자. 선수들은 힘을 흡수하고 그것을 다시 사용하는 법도 배울 수 있다.

노 피트 파워 클린에서 발을 완전히 바닥에 평평하게 닿게 한 상태에서 바벨을 받는 연습을 집중해서 하면 안정성과 균형성에 큰 도움이 된다. 발을 움직이지 않고 동작을 하면 바벨이 몸에 가까이 견고하게 붙어서 이동하게 되며, 지면을 정확하게 밀어내면서 신경적인 자극을 받을 수도 있다. 실제 경기에서 지면에 발이 닿아 있는 상태에서 지면을 밀어내지 못하면 원하는 스피드와 파워를 만들어낼 수 없다. 지면에 발이 닿아 있는 상태로 힘을 만들어내면서, 선수는 지면 접촉을 효과적으로 활용할 수 있게 된다.

정신적 전이

완전한 클린 동작과 마찬가지로, 노 피트 파워 클린은 선수들의 움직임 기초를 다질 수 있는 또 다른 리프팅 변형 동작이다. 이 리프팅 훈련을 할 때 사용되는 모든 큐와 육체적 움직임들은 선수의 몸에 대한 인지력을 상당히 발달시킬 수 있다. 특히, 파

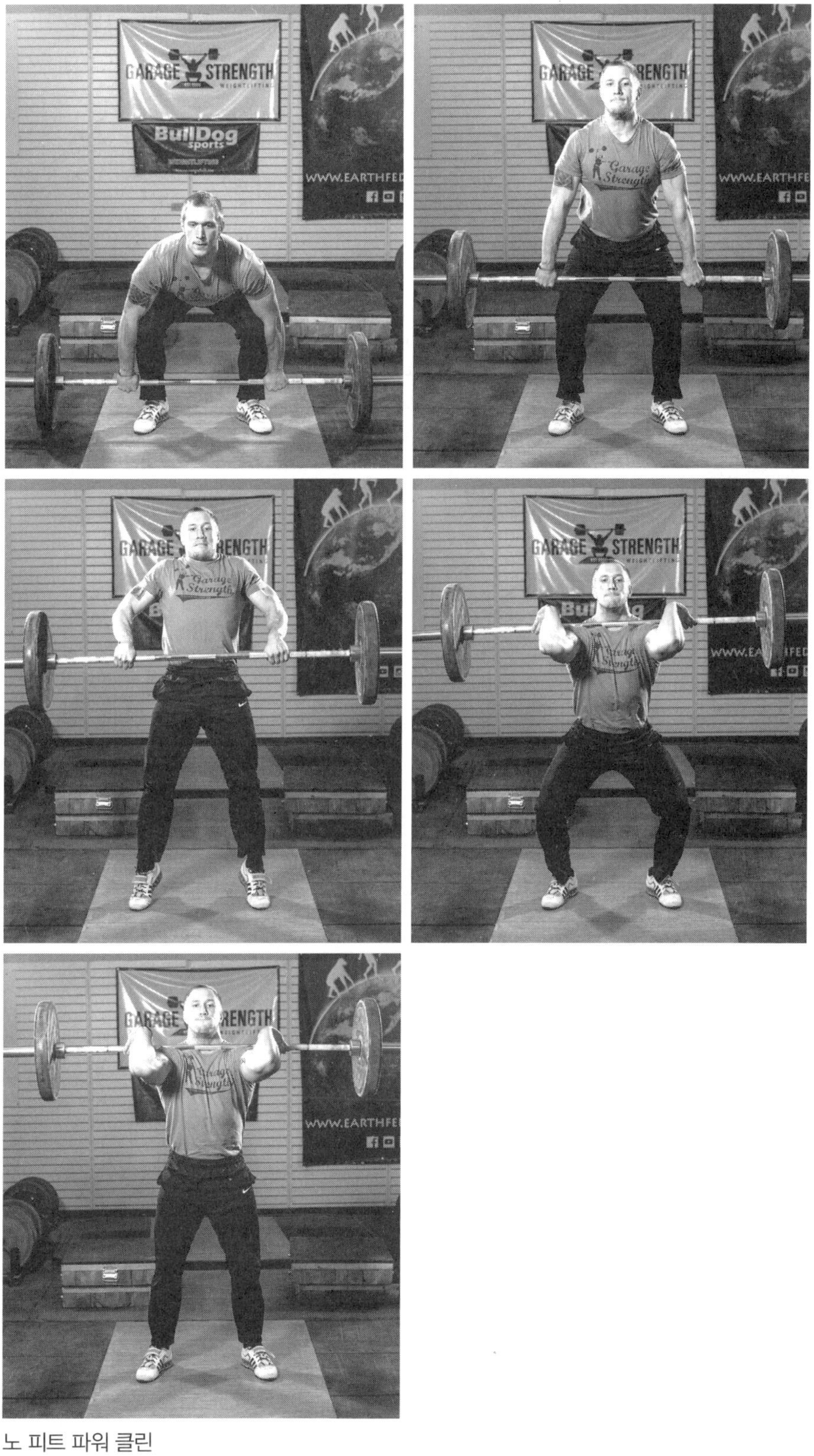

노 피트 파워 클린

워 포지션에서 에너지를 흡수하는 훈련은 실제 경기에서 그대로 바로 활용될 수 있다. 선수들은 에너지를 흡수하는 동작이 발생하는 순간을 느낄 수 있기 때문에, 그들의 중추신경계가 더 준비된 상태가 되며, 그 느낌을 그대로 경기력에 적용할 수 있게 된다.

온더미닛(OTM) 훈련

이 훈련을 통해서 단순히 순수 스트렝스 훈련을 넘어서서 선수들이 얼마나 파워 출력의 상태를 잘 유지할 수 있는지를 평가할 수 있다. 빠르게 동작을 반복할 때의 정신적인 스트레스를 어떻게 잘 관리할 수 있는지, 그리고 정신적으로 얼마나 오랫동안 자신을 몰아붙일 수 있는지도 확인할 수 있다.

동작을 할 때의 느낌과 목표

역도 동작과 변형 역도 동작들은 특히나 OTM 훈련에 적합하다. 일반적으로, 특정 동작을 1번, 2번 혹은 3번 진행한다. 세트의 마지막 동작을 마무리하고 바벨을 바닥에 내려놓는다. 바벨을 바닥에 놓자마자 1분을 카운팅하게 된다. 그룹으로 OTM 트레이닝을 할 때 명심해야 할 부분이 있다. 여러 명이 동시에 훈련을 할 때는 정해진 휴식 시간만 정확히 쉴 수 있도록 빠르게 움직여야 한다. 만약 플레이트를 교체한다고 더 많은 시간을 쉬게 되면, 훈련의 효과가 떨어지기 때문이다.

육체적 전이

- 실제 시합에서 활용될 수 있는 시간대를 제대로 확인한다.
- 시간의 제한을 두면서 급박한 환경을 설정하면 스트레를 받은 상태에서의 테크닉에 집중할 수 있게 할 수 있다. 그러면 신경계도 자극할 수 있다. 개인이 스트레스를 받는 상황에서 테크닉 중심의 동작을 진행하면, 움직임을 더 효과적으로 할 수 있는 법을 배울 수 있게 된다.
- 엘리트 미식축구 선수들은 피로한 상태에서 그들의 몸을 잘 통제할 수 있는 방법을 안다. OTM 훈련은 실제 시합에서 선수들이 접하게 되는 비슷한 환경을 만들어준다.

정신적 전이

피로는 육체적으로 그리고 정신적으로 관리하는 것이 쉽지 않다. 웨이트 트레이닝을 하면서 이런 스트레스에 익숙해지면 실제 경기에서도 발생할 수 있는 스트레스를 관리하는 능력이 생길 수 있다.

짧은 시간 동안 휴식을 하면서 테크닉 기반의 움직임을 하면 피로한 상태에서도 테크닉을 잘 활용할 수 있는 방법을 익히게 된다. 적극적이고 강한 움직임 중심에서 적절한 움직임에 초점을 두게 되는 것이다.

시간적 제한 때문에, 선수는 플랫폼에서 다른 요인들보다는 동작 자체에 더 집중할 수 있게 된다. 종종 선수들은 훈련을 할 때 주위 사람들(동료 혹은 코치)과 시간을 보내다가 집중력이 흐려지는 경우가 있다. 이런 부분을 최소화시킬 수 있다.

로우 행 클린

퍼즈 앳 니 파워 스내치와 아주 비슷하게, 로우 행 클린은 가속 훈련에 아주 훌륭하다.

동작을 할 때의 느낌과 목표

바벨을 바닥에서 들어올린다. 몸통을 아주 견고한 상태로 유지하며 팔과 햄스트링도 적극적으로 개입시킨다. 그리고 바벨을 들고 완전히 일어선다. 완전히 락아웃을 한 다음에, 신장성 수축을 통해서 아주 강한 자세를 만드는 데 집중한다. 가슴을 펴고, 광배근을 활성화시킨 상태로 유지한다. 바벨이 무릎 밑에 오도록 하기 위해서 자세를 낮추면서 발로 지면을 강하게 밀어준다. 이렇게 하면 햄스트링이 늘어나게 된다. 바벨이 무릎 아래로 이동을 할 때도 팔을 길게 편 상태를 유지한다.

무릎이 뒤로 이동해서 다시 뒤꿈치 위에 위치할 때, 단축성 수축 움직임이 시작되고, 고관절을 신전시키면서 바벨을 수직 방향 위로 들어올리는 것에 집중한다. 뒤꿈치가 바닥에 닿고, 팔이 길게 펴진 상태에서 바벨이 고관절에 접촉된다. 접촉이 된 후에 슈러그 동작을 하면서 바벨이 턱을 향해서 수직 방향으로 이동한다. 슈러그 동작이 마무리되면, 바벨을 축으로 팔꿈치를 빠르게 회전시킨다. 팔꿈치를 회전시키면서 몸을 빠르게 바벨 아래로 이동시킨다.

몸을 아래로 이동시켜서 허벅지가 지면이랑 수평이 되는 지점보다 약간 위에서 바벨과 만나게 된다. 이 지점에서 온몸에 힘을 주고 발 전체가 바닥에 완전히 접촉된 상태에서 힘을 흡수하기 시작한다. 여기서 빠르게 힘을 흡수하게 되고, 이 힘을 가장 아래 구간에서 다시 이용해서 스쿼트 아래 구간에서 빠져나올 수 있다. 그리고 안정적으로 프론트 렉 자세로 완전히 일어설 수 있다.

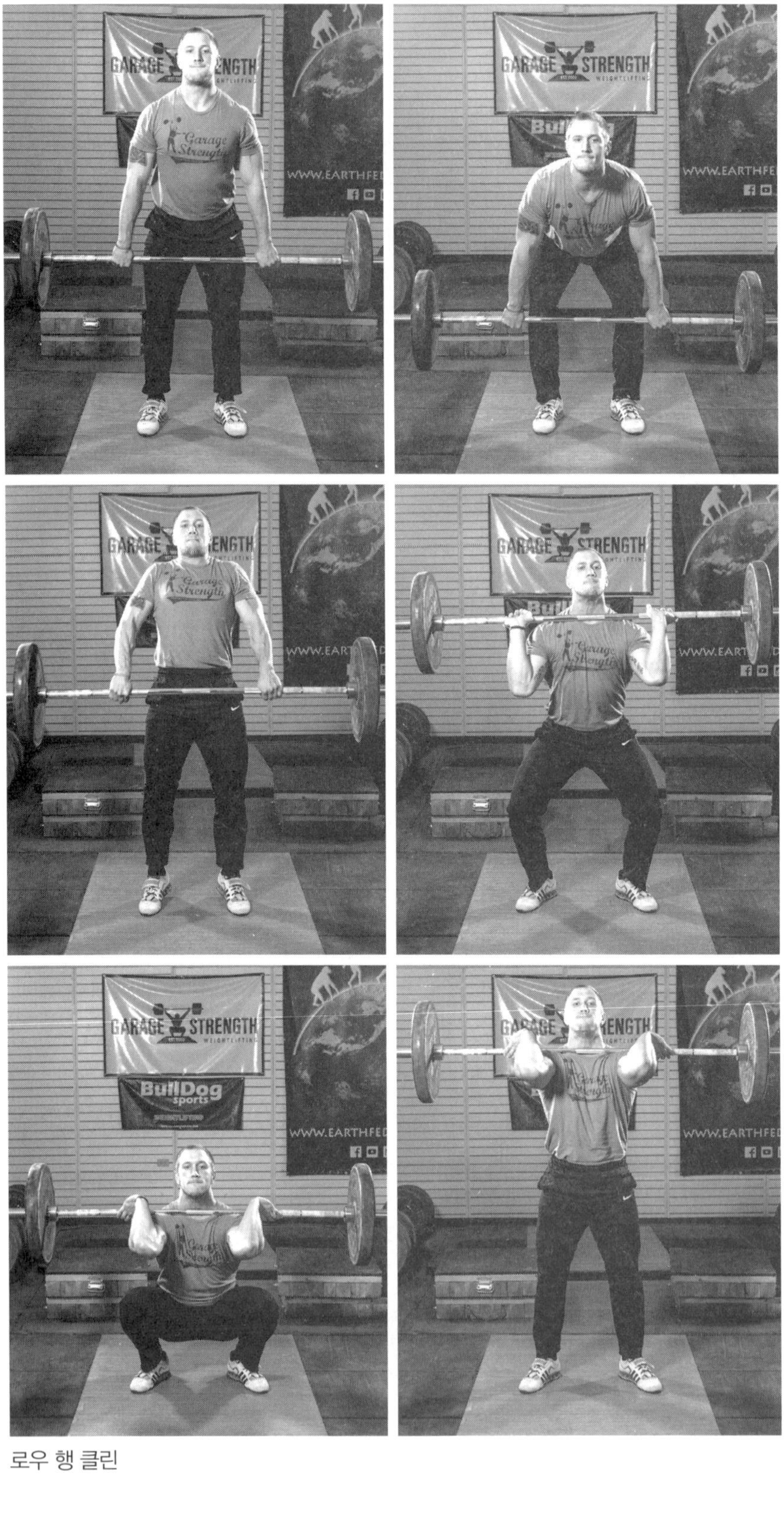
GARAGE STRENGTH
WEIGHTLIFTING
BullDog sports
Garage Strength

로우 행 클린

육체적 전이

- 리프팅을 시작하면서 바벨을 바닥에서 들어올릴 때 자세를 견고하게 만들어 유지한다.
- 신장성 수축 움직임이 시작되기 전에 우선 바벨을 들고 완전히 몸을 펴서 견고한 서 있는 상태를 만든다.
- 가슴을 펴고, 광배근에 힘을 주고 팔을 길게 편다. 그리고 햄스트링을 적극적으로 개입시킨다.
- 신장성 수축 자세가 아주 안정적이라면, 리프팅을 할 때 견고한 상태를 유지할 수 있다.
- 고관절을 적극적으로 펴주면서 바벨이 몸에 접촉된 후에 강하게 동작이 마무리된다.
- 강력한 마무리 = 강력한 캐치
- 중량을 강하게 흡수하고 그 힘을 이용해서 안정적인 바운스로 스쿼트 가장 아래 구간에서 벗어난다.
- 빠르게 일어선다.

특정 포지션 선수가 자신의 포지션에 맞는 스탠스로 시합장에 서 있는 모습을 상상해보자. 상체를 앞으로 살짝 기울인 상태에서 쿼터 스쿼트로 서 있을 것이다. 이 자세는 로우 행 클린 자세와 유사하다. 라인배커가 앞으로 이동하는 모습을 그려보자. 이 자세로 풀백 혹은 라인맨과 접촉하면서 대적할 것이다. 그리고 수직 방향으로 자신의 몸을 가속시키면서 본인이 원하는 방향으로 상대방을 밀어내려고 한다. 이 움직임은 로우 행 클린 자세와 배우 비슷하다. 선수는 리프팅을 할 때 강하게 바벨을 당기면서 가속시켜서 힘을 흡수하는 자세를 결국 만들게 된다.

큰 힘을 흡수할 수 있는 것은 미식축구에서 중요하다. 로우 행 클린 동작을 훈련하면서, 선수는 가속, 더 강하게 동작을 마무리하기, 힘 흡수 그리고 강한 단축성 수축을 이용한 리프팅을 배울 수 있다.

정신적 전이

선수에게 끊임없이 훈련의 전이와 테크닉의 중요성을 가르쳐주자. 선수가 적절한 움직임을 더 빨리 배울수록, 실제 시합에서 테크닉의 가치를 더 빨리 깨닫게 될 것이다. 선수들의 테크닉이 더 좋아질수록, 그들은 더 효과적으로 플레이를 할 수 있으며, 훨씬 더 높은 수준의 관점에서 경기를 바라볼 수 있게 된다. 단순 훈련 이상으로, 스포츠 전략적 의사 결정과도 같다.

■ 미식축구 주기화

미식축구에서 고려해야 할 내용

미식축구 선수들은 모든 스포츠를 통틀어서 가장 높은 퍼포먼스 능력을 가진 것으로 많이 여겨진다. 미식축구 선수에게 요구되는 육체적인 능력치는 포지션마다 다르지만, 모든 포지션의 선수들은 공통적으로 상당한 절대 스트렝스 능력치와 더불어서 높은 수준의 폭발적인 파워가 필요하다. 엘리트 미식축구 선수들은 스트렝스와 지구력 모두를 가지고 있으며, 상당한 시간 동안 파워 수준을 유지할 수 있는 능력도 있다. 엘리트 선수들은 건강한 어깨뿐만 아니라, 경기에서의 퍼포먼스를 위해서 충분한 고관절과 발목 가동성도 필요하다. 이미 많은 코치들이 파워 클린 동작을 미식축구 훈련 프로그램에 포함시키고 있지만, 더 다양한 올림픽 웨이트리프팅 동작을 활용하면 경기 중 다양한 환경에서 필요한 운동 능력치를 키울 수도 있다.

생리학적으로, 미식축구 선수들에게 필요한 운동 능력치는 포지션마다 다르다. 신체 비율, 스트렝스 필요 정도 그리고 전반적인 기술 필요 정도에 대한 정보를 알기 위해서 테스트를 해보는 것은 중요하다.

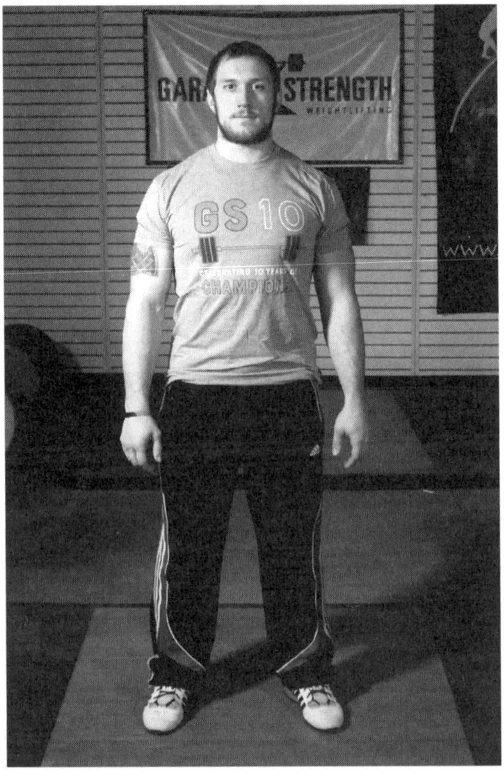

상대적으로 경기에서 선수들은 무거운 체중의 선수들을 많이 대적하기 때문에, 웨이트 트레이닝에서도 이 부분을 반영하기 위해서 고중량 훈련을 많이 한다. 그렇다 보니 미식축구 선수들은 정신적으로 스트레스를 많이 받는 편이다. 이런 성격 때문에, 미식축구 스트렝스 코치들은 선수들이 도전하게끔 만드는 특별한 능력을 가지고 있다. 웨이트 트레이닝을 할 때 강력한 이미지를 갖추면서 진행하는 퍼포먼스는 선수들의 경기력에 그대로 전이된다. 종종 이 부분이 간과되기도 하지만 선수와 팀 모두에게 정신적으로 향상시킬 수 있는 잠재력을 가지고 있다.

개인화된 훈련 프로그램을 진행하는 미식축구 선수 분석

다음의 모든 질문들은 미식축구 선수 훈련 프로그램에 영향을 준다. 일반적인 내용들뿐만 아니라, 구체적이고 개인화된 내용들도 포함되어 있기 때문에, 효과적인 시스템을 만드는 데 큰 도움이 될 것이다.

- 일주일에 몇 번을 훈련을 하는가?

  대답: 5번
  분석: 보통 스트렝스 훈련을 프로그램에 포함시키고 있다. 미식축구 선수들은 일주일에 5일 필드에서 훈련을 하며, 웨이트 트레이닝을 4~5일 한다. 둘 중 하나라도 적게 하는 선수라면 경쟁 선수에게 뒤처지게 될 것이다.

- 미식축구 선수들은 테크닉 훈련을 일주일에 몇 번 정도 진행하는가? 그리고 실전 훈련은 며칠 하는가?

  대답: 보통의 프로그램에서는 거의 모든 훈련 비율을 살펴보면 80%가 테크닉 훈련이며, 20%가 실전 훈련 혹은 경기 같은 훈련을 진행한다.
  분석: 매일 매일 훈련으로 선수들이 녹초가 될 정도로 강도가 높다. 필드 훈련 역시 강도가 상당히 높아서 육체적으로, 정신적으로 항상 선수들은 힘든 시간을 보낸다. 이렇게 훈련을 진행하면서 웨이트 트레이닝의 최고 성과를 경험하기 위해서는 정신적으로도, 육체적으로도 회복이 상당히 빨라야 한다는 것을 의미한다.

- 미식축구 코치가 추가적인 컨디셔닝 훈련에 대해서도 관여하는가?

  대답: 그렇다.
  분석: 많은 미식축구 훈련 프로그램에서 시즌 중에는 지구력 훈련을 하는 주에 2일을 컨디셔닝 훈련을 하며, 비시즌 기간에는 이보다 더 많이 한다. 최고의 성과를 경험하기 위해서는 지구력 훈련을 하기 전에 리프팅 훈련을 하는 것이다. 폭발력과 파워를 발달시키기 위해서 그리고 필드에서의 퍼포먼스를 향상시키기 위해서는 이 부분이 중요하다. 지구력 훈련 전에 리프팅 훈련을 하면 저장된 에너지를 고갈시키게 될 것이다. 그렇기 때문에 리프팅 이후의 지구력 훈련에서 훈련을 마무리하기 위해서 더 집중해서 힘들게 임할 수밖에 없다. 이런 형식으로 프로그램을 진행하지 않는다면, 코치와 함께 훈련 프로그램에 대해서 이야기를 나눠보자. 이 방식의 이점을 분명히 확실하게

이야기를 나눌 수 있어야 한다.

- 다른 훈련보다 우선적으로 리프팅 훈련을 진행하는가? 일주일에 몇 번 정도 웨이트 트레이닝을 하는가?

대답: 그렇다. 일주일에 4~5일 웨이트 트레이닝을 한다.
분석: 적절한 주기화 안에서 비시즌일 때는 일주일에 5일 리프팅 훈련을 한다. 시즌 기간에는 스트렝스 훈련 스케줄에 따라서, 일주일에 2~4일 진행할 수 있다. 일찍 일어나서 매일 리프팅 훈련을 열심히 한다면, 그에 걸맞은 성과를 얻게 될 것이다.

- 미식축구 선수들은 어깨 관절 및 고관절이 얼마나 내회전되는가?

대답: 매우 그렇다.
분석: 미국 축구 코치들은 일반적으로 고중량 벤치 프레스와 스쿼트로 훈련시킨다. 이렇게 벤치 프레스를 하면 내회전이 일어난다. 대흉근과 광배근을 길어지게 하기 위해서 그리고 고관절을 더 열어주기 위해서 가동성 훈련이 필요하다. 가동성 훈련을 통해서 선수들은 더 나은 자세가 가능하며, 장기적으로 건강한 관절 안정성을 유지할 수 있다.

- 미식축구 선수들의 양측성 운동(벤치 프레스, 백 스쿼트, 프론트 스쿼트와 같은) 능력은 어느 정도 수준인가?

대답: 강하다.
분석: 실제 경기에서의 미식축구 스탠스 성격과 선수들이 우선적으로 연습하는 클린과 스내치 훈련 때문에 양측성 스트렝스가 강하다.

- 미식축구 선수들의 편측성 운동(덤벨 벤치, 상체를 이용한 슬레드 풀, 싱글 레그 스쿼트와 같은) 능력은 어느 정도 수준인가?

대답: 비교적 약하다(가라지 스트렝스에서 훈련받는 선수를 제외하고는).
분석: 미식축구 선수들은 편측성 훈련을 잘 하지는 않는다. 하지만 한쪽만을 이용한 리프팅 동작을 훈련 프로그램에 포함시키는 것이 중요하다. 실제 경기에서 편측성 스트렝스는 더 엄청난 스피드, 상대 선수와 부딪힐 때의 균형 상태 그리고 방향 전환을 할 때 큰 도움이 된다.

■ 미식축구 선수들의 풀링 운동(풀업, 로프 크라이밍) 능력은 어느 정도 수준인가?

대답: 바닥에서 바벨을 당길 때의 풀링은 강하지만, 상체의 경우는 중간 정도 혹은 약하다.

분석: 코치는 고중량으로 클린을 시킨다. 그렇다 보니 바닥에서 바벨을 당길 때 힘이 강한 것이다. 미식축구 선수들은 종목 특성상 풀링(당기는) 동작보다는 프레싱(미는) 동작이 더 강조되다 보니 상체가 약한 것이다.

■ 미식축구 선수들의 프레싱 운동(딥, 벤치 프레스, 인크라인 벤치 프레스) 능력은 어느 정도 수준인가?

대답: 강하다.

분석: 프레싱(미는 동작)이 미식축구 선수들이 집중하는 움직임이다. 전통적인 코치들은 강도 높은 벤치 프레스를 시킨다.

■ 미식축구 선수들의 양측성 폭발력(클린, 스내치, 박스 점프, 허들 점프)은 어느 정도 수준인가?

대답: 평균 혹은 높다.

분석: 버티컬 점프Vertical Jump(수직 방향 점프). 미식축구 선수들은 버티컬 점프 테스트를 받기 위해서 훈련을 하며, 편측성 폭발력 훈련을 할 정도로 보통 준비가 되어 있다.

■ 미식축구 선수들의 편측성 폭발력(싱글 레그 점프, 점프 런지, 점프 스텝업)은 어느 정도 수준인가?

대답: 중간 정도 혹은 약하다.

분석: 편측성 폭발력을 테스트하는 것은 힘들지만 엘리트 수준의 선수에게 있어서는 중요하다. 다시 말하지만, 실제 경기에서 컷하는 동작 그리고 달리기 혹은 각자의 포지션에 맞는 스탠스에서 실제 플레이를 시작하는 모습을 생각해보자. 편측성 폭발력은 반드시 훈련해야 한다.

- 미식축구 선수들의 반응력(허들 점프, 박스 점프, 크랩 푸시업 등 이때 전이 단계에 집중한다)은 어느 정도 수준인가?

대답: 중간 정도이다.

분석: 방향 전환 동작으로 선수들은 필드 훈련을 진행한다. 이 부분은 훈련을 받을 수 있는 영역은 아니다. 그러나 반응력 훈련을 해야 하는 이유는 매우 분명하며, 어떠한 스트렝스 코치라도 반응력 훈련을 본 프로그램에 포함시켜야 한다.

- 미식축구 선수들의 그립 스트렝스(플레이트 플립, 포암 롤러, 로프 클라임) 수준 어떤가?

대답: 약하다.

분석: 그립 스트렝스를 향상시키게 되면 펌블(공을 놓치는 행위)을 방지할 수 있으며, 라인맨이 상대방을 붙잡고 있는 능력을 향상시킬 수 있다. 가장 중요한 것은 시합 중 순간순간의 상황에서 퍼포먼스가 거의 모두 향상될 것이다. 강한 그립 스트렝스는 다양한 측면에서 도움이 된다.

- 미식축구 선수들은 적절한 단백질을 잘 챙기는가?

대답: 그렇다.

분석: 미식축구 커뮤니티는 영양의 중요성에 대해서 꽤 많이 알고 있다. 젊은 선수들의 경우는 부모가 직접 챙겨주는 경우도 있다. 여기서 '적절한'이라고 말한 것은 화학품이 첨가되지 않은 유기농 식품으로 나온 단백질을 말하는 것이다.

- 수면 시간은 어떻게 되나?

대답: 8~10시간

분석: 미식축구 선수들은 적어도 밤에 8시간은 자야 한다. 강도 높은 훈련을 소화하는 경우는 이보다 더 잘 수도 있다.

- 가동성 훈련을 진행하는가?

대답: 그렇다.

분석: 미식축구 선수들은 많은 다이내믹 스트레칭(정적인 스트레칭)과 폼롤러, 그리고 실제 경기장 안에서와 웨이트 트레이닝룸 두 군데 모두에서 진행할 수 있는 다른 형태의 가동성 훈련을 다른 훈련과 함께 진행한다.

- 미식축구 선수들의 회복은 빠른 편인가? 느린 편인가?

대답: 더 빠르다.

분석: 미식축구 선수들은 회복의 필요성을 잘 이해하고 있다. 그리고 일반적으로는 빠른 회복을 위한 주위의 지원은 필수적이다. 이것은 웨이트 트레이닝을 제대로 진지하게 할 준비가 되어 있다는 것을 의미한다.

■ 훈련 프로그램 및 표

3일 훈련 프로그램 샘플

살펴보기

- Day 1: 다리
- Day 2: 상체
- Day 3: 플라이오메트릭

Day 1 : 다리

상태: 정신적으로 육체적으로 좋은 상태이다. 필드 훈련을 하기 전에 리프팅 훈련을 할 것을 추천한다. 리프팅 훈련을 우선으로 하자.

목표: 자세별 스트렝스와 가동 범위를 향상시키자. 자신의 포지션에 맞는 스탠스에서 강한 힘을 내면서 빠르게 움직이는 연습을 목표로 한다.

운동	세트×개수
1A) 퍼즈 앳 니 파워 스내치 동작의 질에 집중한 훈련: 폭발력과 자세별 스트렝스 휴식: 1:20	5×3
2A) 노 피트 클린 OTM, 더 가볍고 더 빠르게 동작의 질에 집중한 훈련: 스피드 스트렝스와 가동성 휴식: OTM	8×2
3A) 백 스쿼트 동작의 질에 집중한 훈련: 절대 스트렝스와 가동성 휴식: 30초 3B) 점프 스텝업Jump Step-ups 동작의 질에 집중한 훈련: 편측성 폭발력 휴식: 2:00	4×5 4×3/3

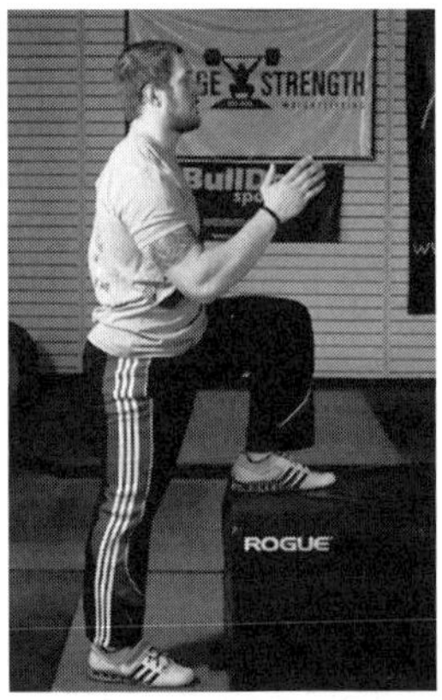

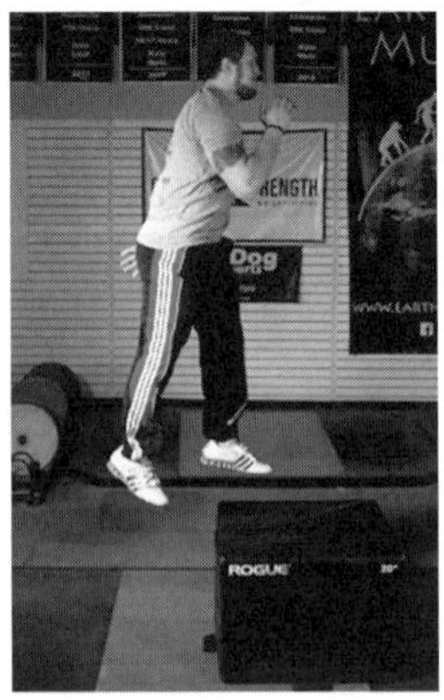

점프 스텝업

Day 2: 상체

상태: 좋은 멘탈 상태이며, 훈련에 기대가 있는 상태이다.

목표: 훈련에 최선을 다한다.

운동	세트×개수
1A) 허들 점프Hurdle Hops 동작의 질에 집중한 훈련: 신경계 자극을 우선으로 고반응력을 개선한다. 휴식:1:00	4×3
2A) 벤치 프레스 동작의 질에 집중한 훈련: 절대 스트렝스 휴식:60초	8/6/5/4/12/12
2B) 풀업 동작의 질에 집중한 훈련: 광배근 사용/구조적 안정성 휴식:1:45	6×6
3A) 덤벨 뉴트럴 그립 밀리터리 프레스 동작의 질에 집중한 훈련: 어깨 스트렝스, 근비대 휴식: 30초	5×12
3B) 리클라이닝 링 로우Reclining Ring Rows 동작의 질에 집중한 훈련: 광배근과 이두근 사용, 견갑대 강화시키기, 어깨 안정성 향상시키기. 휴식: 1:30	5×12
4A) 피트 엘러베이티드 클랩 푸시업Feet Elevated Clap Push-ups 동작의 질에 집중한 훈련: 폭발력, 근비대 휴식: 없음	3×15
4B) 조트만 컬Zottman Curls 동작의 질에 집중한 훈련: 폭발력, 근비대, 그립 스트렝스 휴식: 1:00	3×15

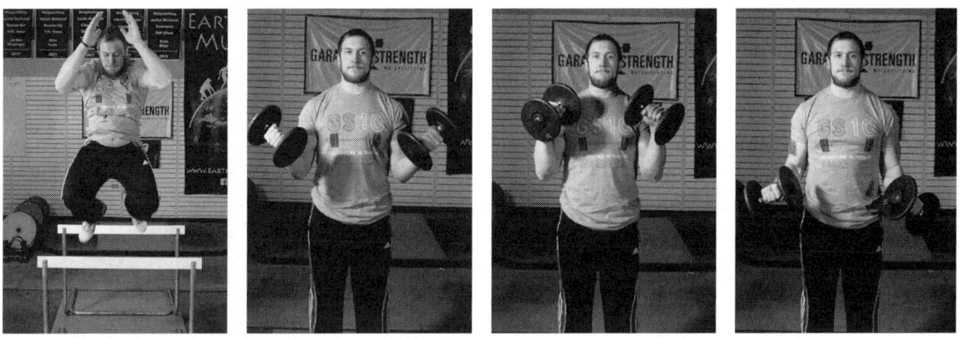

왼쪽 허들 점프, 오른쪽 조트만 컬

Day 3: 플라이오메트릭

상태: 정신적으로 육체적으로 피곤한 상태일 가능성이 있다.

목표: 선수들이 적극적으로 움직이게 하고, 실제 경기에서 사용할 수 있는 폭발력과 반응력의 기초를 잘 쌓아가는 것을 목표로 한다.

운동	세트×개수
1A) 로우 행 클린, 퍼주 인 행 동작의 질에 집중한 훈련: 자세별 폭발력, 반응력, 가동성 휴식: 2:00	4×3
2A) 싱글-레그 미니 허들 점프 동작의 질에 집중한 훈련: 편측성 폭발력 휴식: 없음 2B) 사이드 밴드 점프Side Band Jump 동작의 질에 집중한 훈련: 편측성 측면 폭발력 휴식: 1:00	5×4/4 5×4/4
3A) 시티드 박스 점프 동작의 질에 집중한 훈련: 폭발력 발휘하기 휴식: 60초 3B) 중간 높이의 박스 점프 반복하기 동작의 질에 집중한 훈련: 꾸준한 반응력 휴식: 60초	4×4 4×3
4A) 토끼 점프Rabbit Hops 동작의 질에 집중한 훈련: 반응력 휴식: 1:00	3×30

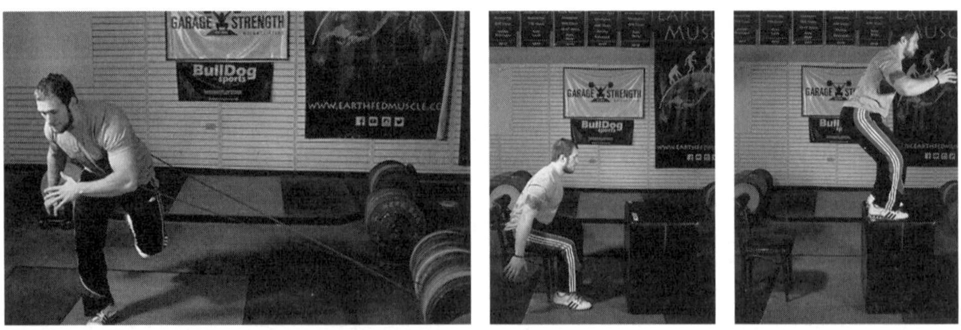

왼쪽 사이즈 밴드 점프, 오른쪽 시티드 박스 점프

훈련 설계 & 주기화

다음에 나오는 자료들은 당신, 선수 혹은 코치에게 1년 동안 사용할 수 있는 프로그램을 제공한다. 미식축구 시즌 일정은 거의 변수가 없기 때문에, 경기 일정을 알 수 있다. 미식축구 선수들은 일반적으로 시합이 다가오는 시기의 훈련과 비교했을 때, 12~15번 정도 운동을 더 한다. 일정 예측이 가능해서 주기화가 더 간단하며 필요하다면 시즌 중에도 일주일에 4~5개의 스트렝스 훈련 세션을 강도와 볼륨을 조정해서 진행할 수도 있다. 다음에 언급한 프로그램은 대략적인 추측을 바탕으로 한 것이다. 그래도 리프팅 훈련의 경우는 나온 대로 따를 수 있다.

이 훈련은 일반적인 미식축구 훈련 사이클을 따르고 있다. 훈련 프로그램에서 선수의 퍼포먼스의 정점을 준비하고 시기를 정하는 전략은 프로/세미프로와 비슷하나 타이밍은 상당히 다르다. 여기서 제시하는 접근법은 선수를 준비하는 경우에는 사용하지 않는 것이 좋다. 훈련 전략에 대해서 스스로 공부하고 배워서 적절한 시기에 자신의 몸 상태를 올바르게 최고로 만들어줄 수 있는 좋은 코치를 찾도록 하자.

훈련 프로그램을 사용할 때, 매크로사이클에서의 강도와 볼륨 수준에 우선 집중하자. 이 부분이 당신이 우선적으로 통제해야 하는 부분이다. 매크로사이클 안에서 마이크로사이클(하루 기반의)의 강도와 볼륨을 조절하자. 다시 말해서, 매크로사이클에서의 강도와 볼륨을 적절히 결정하는 것이 중요하며, 그 안에서 다시 강도와 볼륨을 조절한다.

1년 훈련 프로그램

단계	월	강도*	볼륨
본격 시작	1/2월	저강도.	중간에서 고볼륨
준비 & 테스트 기간	3월	고강도	저불륨
	4월	저강도	고볼륨
	5월	고강도	저불륨
프리 시즌	6월	저강도	고볼륨
	7월	고강도	저볼륨
	8월	중간 강도	중간 볼륨
시즌	9월	중간 강도	고볼륨
	10월	고강도	저볼륨
	11월	중간 강도	저볼륨
피크	11~12월 초	고강도	매우 낮은 볼륨

* 별도로 올림픽 리프팅 혹은 보디빌딩이라고 구체적으로 언급하지 않는다면, 강도와 볼륨은 리프팅과 미식축구 프로그램에서의 강도와 볼륨을 말하는 것이다.

비시즌 기간의 1주일 훈련 프로그램

요일	일	월	화	수	목	금	토
필드 훈련	없음	테크닉 & 실전 훈련	테크닉 집중 훈련	고강도	테크닉 & 실전 훈련	테크닉 집중 훈련	휴식
리프팅*	Day 1 다리, 고강도 (90%)	Day 2 상체	Day 3 플라이오메 트릭, 최소 휴식	리프팅 하지 않음	추가 다리 운동*	추가 상체 운동*	

* 미식축구 선수들은 회복 속도가 빠르다. 그러니 리프팅을 5일 동안 진행하자. 가라지 스트렝스 혹은 카탈리스트 애슬릿과 자신에게 맞는 훈련 프로그램을 상담받자.

시즌 기간의 1주일 훈련 프로그램

요일	일	월	화	수	목	금	토
필드 훈련	없음	지구력 훈련	테크닉 집중 훈련	고강도	테크닉 집중 훈련	게임	휴식
리프팅	Day 1 다리	Day 2 상체	추가 상체 운동*	Day 3 플라이오메 트릭 (중간에서 낮은 강도)	리프팅 하지 않음: 액티브 리커버리		

* 미식축구 선수들은 회복 속도가 빠르다. 그러니 리프팅을 5일 동안 진행하자. 가라지 스트렝스 혹은 카탈리스트 애슬릿과 자신에게 맞는 훈련 프로그램을 상담받자.

댄 밀러에 관해서

2명의 올림픽 선수, 6명의 올림픽 대표팀 선발대회 참가자, 25명의 국가대표, 17명의 주 대표, 그리고 7개 스포츠 종목에서 21명의 NCAA 미국 대표 선수를 코칭한 이력이 있는 코치이다. 숫자는 절대로 거짓말을 하지 않으며, 이 숫자는 아직도 멈추지 않고 있다. 댄 밀러는 미국 역도, 육상 분야 그리고 코치들 사이에서 가장 유명하고 잘 알려진 코치 중 한 명이다. 그가 코칭한 선수들이 가장 높은 성과를 낸 것과 더불어서, 미국 역도 연맹에서 래리 바홀스 상Larry Barnholth Award도 받았으며, 미국 콜로라도주에 있는 콜로라도 스피링스에서 열린 미국 역도 연맹 훈련 캠프에 코치로 참여했고, 6인의 미국 대표팀에 팀 리더이자 팀 코치로 선발된 경험도 있다. 영광스럽게도 아나톨리 본더처크Anatoly Bondarchuk, 지그문트 스말세즈Zygmunt Smalcerz, 그리고 찰스 폴리퀸Charles Poliquin을 포함한 진정한 선수 전문가들 아래서 그리고 함께 훈련하기도 했다.

댄의 성공은 그가 함께하는 모든 선수들과 나누는 동일한 가치와 집중력 그리고 훈련 방법론에 바탕을 두고 있다. 그의 부모님의 차고에서 아주 소소하게 시작해서, 현재 가라지 스트렝스는 엘리트 선수들과 건강을 위해 운동하는 모든 사람들을 위한 펜실베니아 프리미엄 훈련 센터가 되었다. 스트렝스와 특정 스포츠에 특화된 훈련을 제공할 뿐만 아니라 가동성, 라이프스타일 그리고 영양과 관련된 내용도 함께 제공한다. 댄의 독특하고 집중력 있는 훈련 프로그램이 바로 가라지 스트렝스의 핵심이다. 그의 훈련 프로그램은 증명된 최적의 운동 능력 발달 프로그램일 뿐만 아니라, 선수 개개인의 구체적인 스킬과 요구를 만족시켜주는 프로그램이기도 하다.

댄의 선수 경력은 11살에 시작되었다. 당시에 그는 그의 아버지에게 주 챔피언이 될 정도로 강해지겠다고 선언했다. 그는 주 대표 디펜시브 라인으로 선발되고, 2번이나 펜실베니아 버크스 카운티Berks County 올해의 라인맨으로 선정되기도 했다. 그는 펜실베니아 버크스 카운티에서 포환던지기 신기록을 세우면서 여전히 최고의 포환던지기 선수로 남아 있다. 그리고 실제로 아버지에게 선언한 대로 포환던지기로 펜실베니아주 챔피언이 되었다. 그는 펜실베니아 주립대의 던지기 선수가 되기 전에 펜실베니아 고등부 포환던지기, 원반던지기 부문 모두 탑 4에 들었다. 대학에서는 5번이나 최고의 10명의 선수에 뽑혔으며, 육상 팀 캡틴으로 활동하고, 4번이나 대학생 명예선수팀 10명에 뽑혔다. 또한 그는 NCAA 챔피언십에도 선발되었고, 지역 대회에도 4번이나 선발되었다. 그는 미국 실내 육상 국가대표로 2번 선발되기도 했다.

사진 모델

레슬링

- **피터 랜다**Peter Renda: NCAA 디비전 1 레슬링 미국 대표
- **닉 지와즈도스키**Nick Gwiazdowski: NCAA 내셔널 챔피언 2회, 세계 챔피언 동메달 2회
- **제이크 홀스트**Jake Horst: USA 웨이트리프팅 시니어 내셔널 챔피언

던지기

- **샘 매티스**Sam Mattis: NCAA 미국 원반던지기 신기록 보유자, NCAA 디비전 1 내셔널 챔피언
- **레전드 헤이즈**Legend Hayes: NCAA 디비전 3 원반던지기 2회 준우승

수영

- **에린 아모스**Erin Amos: USA 웨이트리프팅 주니어 월드 팀 멤버
- **레전드 헤이즈**Legend Hayes

농구

- **레이첼 파더리**Rachel Fatherly: NCAA 디비전 1 미국 대표, 펜실베니아 주립대학교 포환던지기 기록 보유자
- **레전드 헤이즈**Legend Hayes

농구

- **제이크 홀스트**Jake Horst

미식축구

- **디제이 셔틀웕스**DJ Shuttleworth: MAC 컨퍼런스 1위 팀

올림픽 웨이트리프팅과 스포츠 퍼포먼스
Olympic Weightlitting and Sports Performance

1판 1쇄 펴냄: 2024년 2월 19일

지은이: 댄 밀러
옮긴이: 최민석
펴낸이: 권오현
펴낸곳: 대성의학사

출판등록 2009년 6월 22일(제301-2013-095호)
서울특별시 중구 을지로 126-1 (을지로3가, 3층)
전화 02)2279-3444 / 팩스 02)2285-0108
Homepage www.medibook.co.kr

값 18,000원

ISBN 979-11-90868-39-6(13690)